D0787947

Armas de mujer

Armas de mujer

Todos los secretos para convertirte en una diosa sexual y volver locos a los hombres

Helena Frith Powel

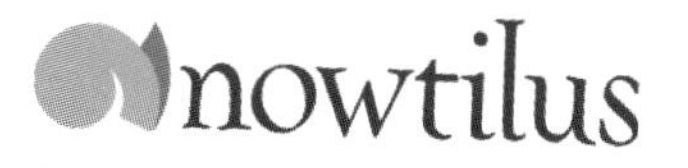

Colección: Ideas brillantes
www.52ideasbrillantes.com

Título original: Be incredibly sexy
Autora: Helena Frith Powell
Traducción: Alejandra Suárez Sánchez de León para Grupo ROS

Edición original en lengua inglesa:
© The Infinite Ideas Company Limited, 2006
Edición española:
© 2006 Ediciones Nowtilus, S.L.
Doña Juana I de Castilla 44, 3° C, 28027 - Madrid

Editor: Santos Rodríguez
Responsable editorial: Teresa Escarpenter

Coordinación editorial: Alejandra Suárez Sánchez de León (Grupo ROS)
Realización de cubiertas: Opalworks
Realización de interiores y producción: Grupo ROS

ISBN: 84-9763-337-7
ISBN13: 978-849763337-6
Fecha de edición: Noviembre 2006

Depósito legal: M. 46.888-2006
Impreso en España
Imprime: Imprenta Fareso

Ideas brillantes

Notas brillantes

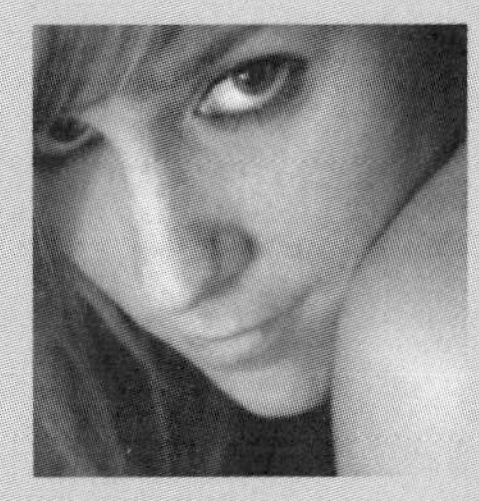

Cada capítulo de este libro está diseñado para proporcionarte una idea que te sirva de inspiración y que sea a la vez fácil de leer y de poner en práctica.

En cada uno de los capítulos encontrarás unas notas que te ayudarán a llegar al fondo de la cuestión:

- *Una buena idea...* Si esta idea te parece todo un revulsivo para tu vida, no hay tiempo que perder. Esta sección aborda una cuestión fundamental relacionada directamente con el tema de cada capítulo y te ayuda a profundizar en ella.

- *Otra idea más...* Inténtalo, aquí y ahora, y date la oportunidad de ver lo bien que te sienta.

- *La frase...* Palabras de sabiduría de los maestros y maestras en la materia y también de algunos que no lo son tanto.

- *¿Cuál es tu duda?* Si te ha ido bien desde el principio, intenta esconder tu sorpresa. Si por el contrario no es así, éste es un apartado de preguntas y respuestas que señala problemas comunes y cómo superarlos.

Introducción

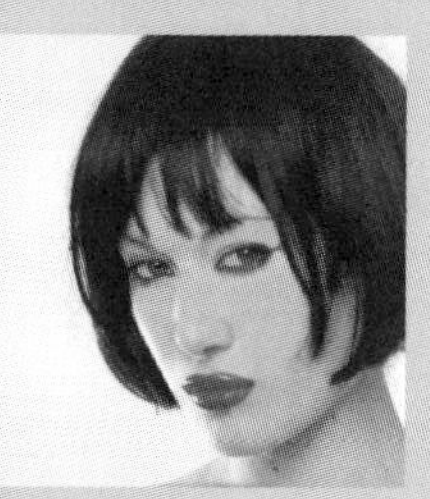

¿Por qué querrías comprar un libro que te explique como ser increíblemente sexy? Tú ya eres increíblemente sexy, ¿no? Por supuesto, así como un jugador de golf está siempre practicando su *swing*, tú también deberías seguir trabajando en el hecho de ser sexy.

Pero, ¿en qué consiste? ¿Cómo podemos definir el atractivo? Y, ¿por qué algunos lo poseen y otros no? Definir el *sex appeal* es difícil. La atracción sexual es un misterio y, afortunadamente, no existe una opinión común sobre lo que hace que alguien sea sexy. Algunas mujeres encuentran irresistible a George Clooney, otras prefieren a Fernando Esteso. Marilyn Monroe es considerada universalmente como uno de los más potentes *sex symbols* que ha existido nunca, pero hay hombres que piensan que tiene demasiado pecho.

Inès de la Fressange fue la primera supermodelo y una de las mujeres más atractivas de su generación. Cuando le pregunté qué hacía que una persona fuera sexy, su respuesta fue que varias cosas. En primer lugar, observó la importancia de algunos aspectos fundamentales, como una buena dentadura: «Si una mujer va perfectamente arreglada y presenta un aspecto glorioso, pero cuando sonríe muestra unos dientes amarillos y manchados, entonces no será una mujer sexy», dice. «Ser sexy puede consistir también en un estupendo movimiento del cuello o la forma en que mueves tu pelo. También se trata de los pequeños detalles, como la forma en que una mujer se toca el pelo. También tiene mucho que ver con la actitud; ser alegre es sexy, pero alguien que está angustiado no lo es». Una amiga mía define a un hombre sexy como «alguien que tiene algo, una promesa cumplida se esconde tras su sonrisa». Ahora bien, ¿cómo vas a conseguir tú tener ese algo?

Prueba a pensar en lo que tú consideras sexy en otras personas, ya sean estrellas de cine o personas con las que te cruzas todos los días. ¿Qué es lo que tienen? ¿Es su aspecto externo? ¿Es su voz, su acento, su ropa? Una de las formas más rápidas para comenzar a ser sexy es observar a los demás y aprender de ellos. Pero tienes que elegir con mucho cuidado a tus acompañantes. Si juegas al tenis con jugadores que son mejores que tú, acabarás mejorando tu técnica. De la misma forma, si pasas tú tiempo con gente atractiva y sexy, tendrás más oportunidades de comenzar también a ser sexy.

En este libro, he intentado mostrarte el camino correcto para que descubras tu lado más sexy y para que desarrolles ciertos aspectos sobre los que se puede mejorar con algo de trabajo. Por ejemplo, quizás no se te ocurra a la primera que el olor pueda tener un gran efecto en tu atractivo, pero sí lo tiene. Conozco a un hombre que asegura que se enamoró de su esposa por lo bien que ésta olía. Como verás en la Idea 2, el olor nos retrotrae a las bases biológicas de la atracción sexual y es increíblemente importante. Algunas mujeres creen que no es posible estar embarazada y ser sexy al mismo tiempo, pero están equivocadas. El embarazo es uno de los estados más atractivos que hay; tus sentidos están muy sensibles y tu cuerpo es voluptuoso: saca provecho de ello. Quizás pienses que sabes cómo mantener una vida sexual divertida, pero ¿es cierto?

En este libro me ocupo tanto de las cosas fundamentales como de los detalles. Las unas van unidas a las otras: no conseguirás ser sexy si no mantienes una correcta higiene personal o si no puedes mantener una conversación que sea intelectualmente estimulante. No importa que lo que dices sea increíblemente interesante, si tu aliento provoca que tu interlocutor desee salir corriendo.

Pero junto con otros métodos más superficiales con los que puedes aumentar tu atractivo como, por ejemplo, cuidando un poco más tu apariencia externa, creo que hay algunos temas más básicos como aprender a tocar un instrumento musical que son importantes. Ser increíblemente sexy no sólo consiste en tener un buen cuerpo y en lucir ropa interior apropiada. Necesitas convertirte en una persona atractiva de los pies a la cabeza y eso significa ser interesente y divertido, tener una personalidad atractiva. Alguien que no hace nada por su vida y que carece de intereses no es sexy. Mi padre siempre decía: «Si hubiera conseguido un euro por cada mujer que me ha dicho lo atractivo que es Onassis, ahora sería tan rico como él». Vamos a ser sinceros, este hombre tenía el aspecto de un sapo, pero era rico y poderoso. Lo que le hacía tan interesante es que consiguió estar con dos de los más grandes iconos femeninos del siglo XX: Maria Callas y Jackie Kennedy.

No todos podemos tener el aspecto de estrellas de cine o de divas del mundo de la ópera, pero espero que este libro al menos nos proporcione la suficiente confianza para que nos comportemos como lo harían ellas y eso ya es increíblemente sexy en sí mismo. Ser atractivo te proporciona confianza, y esa confianza logrará que te sientas más joven y dinámica. Ser sexy te hace atractiva para los demás y las personas atractivas suelen ser las que tienen éxito. Por lo tanto, ser sexy es poner los cimientos para el éxito. Por último, ser sexy significa que conseguirás ligar con mucha otra gente sexy (si lo deseas); es una ventaja importante, pero no es ni la primera ni la única.

1

Confía en ti misma

El truco para ser sexy reside en la confianza. Necesitas aceptarte a ti mismo y creer en ti. Por supuesto habrá cosas de ti que no te gusten, pero no debes centrarte en ellas. Tienes que sacar partido a tus puntos buenos y trabajar los malos.

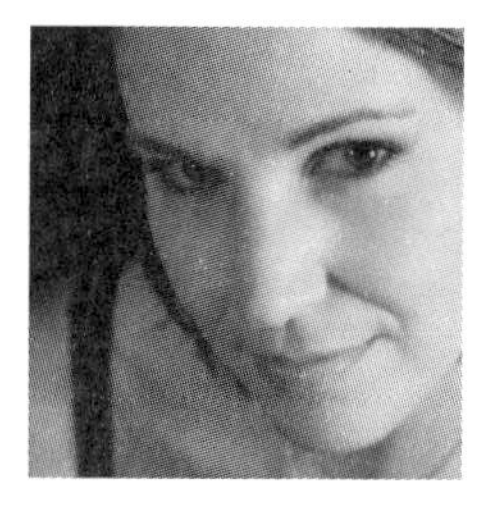

Cuando entres en una habitación imagina que eres Jennifer Lopez o Tom Cruise; lo que no debes pensar es: «Dios mío, con este aspecto de rata mojada que tengo, nadie se fijará en mí».

El *sex appeal* no reside sólo en el aspecto exterior, también es una cuestión de actitud. La confianza es fundamental para ser atractivo y hay mucha gente que rebosa confianza. Tienen magnetismo, son seductores y no tienen necesariamente un aspecto externo espectacular. Normalmente, son personas abiertas, sociables, divertidas y positivas. Cualidades todas ellas que requieren confianza.

Hay días en que te sientes como si fueras el rey del mundo y días en que te preguntas por qué nadie te dirige la palabra. Cuando tengas días como este último, trata de pensar en ellos simplemente como en días malos. Todo el mundo los tiene, pero no duran para siempre. Debes decirte a ti mismo: hay montones de cosas buenas a mi alrededor. Incluso puedes hacer una lista de tus logros que incluya, por ejemplo, tener una casa propia,

Una buena idea...

Pon por escrito las cinco cosas que más te atraen de alguien. Después, piensa qué puedes hacer para adaptarlas para que funcionen para ti. Por ejemplo, puedes imitar el tono de voz sexy de alguien que conozcas o una forma de sentarse que sea atractiva. Practica cosas pequeñas como éstas; enseguida te sentirás más sexy y aumentará tu confianza.

desempeñar un trabajo, tener una agenda llena de amigos o un gatito bien cuidado. No olvides tus mejores cualidades físicas. Cuando tú les prestas atención, casi de forma mágica comienzan a hacerse presente a los demás. Enseguida empezarás a recibir cumplidos.

Márcate pequeñas metas que sean abordables y utilízalas para estimular tu autoestima y tu confianza. También puedes leer libros de autoayuda. Ya has dado un paso al comprar este manual, así que piensa en alguna otra área de tu vida que puedas mejorar para convertirte en más sexy y búscala en una librería (o en la colección *Ideas brillantes*).

Intenta mirarte a ti mismo como un valor de mercado. El precio de tus acciones puede subir o bajar, dependiendo de la percepción del mercado. Si las cosas van bien y estás en lo más alto, tu valor se disparará; todo el mundo querrá conocerte. Si estás en un momento bajo, entonces tu precio caerá. No ayudarás en nada a aumentar el precio si te muestras decaído y te niegas a salir a la calle. Lo que necesitas es trabajar hasta que el precio de tus acciones se eleve de nuevo. Un nuevo corte de pelo, un *look* diferente, un cambio en tu carrera, cualquier cosa que pueda ayudarte a salir de esa racha. Aquí tienes mis cinco mejores consejos para recuperar la autoconfianza o fingirla:

La frase

«Todo lo que necesitas en esta vida es ignorancia y confianza; con estas dos cosas, el éxito está asegurado».
MARK TWAIN

1. Piensa en tus mejores valores y poténcialos. Si todo el mundo dice que tienes unos ojos preciosos, úsalos cuando hables o coquetees con la gente.

2. Del mismo modo, NO pienses en las que sean tus peores características. Puedes pensar que la mancha que tienes bajo la barbilla es lo más horrible que te ha ocurrido nunca, pero lo más seguro es que nadie se haya fijado en ella excepto tú.

Otra idea más...

Aumenta un poco tu confianza interna vistiendo una ropa interior espectacular. Lee la idea 12, *El poder de una lencería atractiva*.

3. Si te sientes bien, tendrás buen aspecto. Compórtate de forma sana. Come bien y haz ejercicio. Si sientes que estás en forma, rezumarás confianza.
4. Un poco de ropa nueva/corte de pelo/barra de labios puede hacer maravillas en tus niveles de confianza. Arréglate antes de una cita importante.
5. La clave no está en lo que hayas conseguido, sino en lo que la gente piense que has conseguido. Si piensas que tu pecho está un poco caído, pruébate un Wonderbra. Si tus labios no son suficientemente carnosos, usa un perfilador para resaltarlos.

Otro buen truco es resultar ligeramente misteriosa. No dejes que tu confianza desaparezca en la primera cita. No caigas en la trampa de beber demasiado y de discutir lo que te gustaba y lo que no del sexo con tu novio anterior. No habrá mucho que dejar a la imaginación después de esa conversación. Recuerda ese viejo dicho: la fantasía es con frecuencia mejor que la realidad. No reveles demasiadas cosas.

Así que muéstrate segura y misteriosa. Si de repente te sientes insignificante, entonces trata de recordar tu larga lista de logros y de puntos positivos. Y recuerda: la persona con la que estás hablando probablemente tampoco tiene tanta confianza en sí mismo como quiere demostrar...

La frase

«Nadie puede hacer que te sientas inferior sin tu consentimiento».
ELEANOR ROOSEVELT

¿Cuál es tu duda?

P ¿De qué tipo de metas estás hablando?

R *Estoy hablando de pequeñas cosas como hacer cinco ejercicios de suelo pélvico todos los días, de exfoliarse tres veces por semana o de limpiar a fondo tu guardarropa. Éstas no son cosas en las que una persona pueda fallar, porque no son cosas serias, pero hacen que tu mente se concentre en que tú mejores.*

P No puedo dejar de preocuparme por mi aspecto. ¿Algún consejo?

R *Sobre todo, no te impacientes. Las personas sexy y con confianza en ellas mismas no se impacientan: no lo hacen porque saben que todo es exactamente como debe ser. ¿Cuántas veces tienes que sacar el espejo para comprobar el estado de tu barra de labios, el de tu pelo o el de tus pestañas postizas? No lo hagas. ¿Cómo va a pensar nadie que eres el supremo dios o diosa sexual del universo si tú no crees en ti misma?*

2

Olor celestial

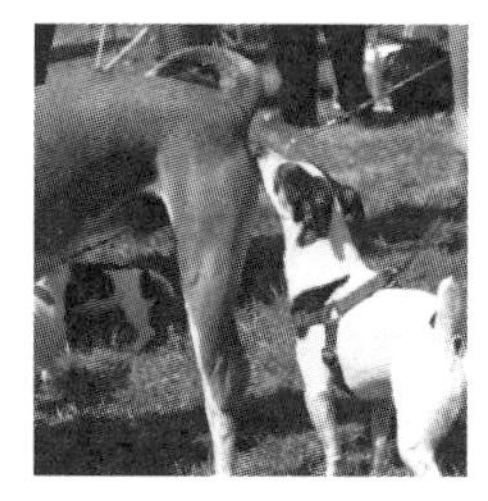

Una de las cosas que nos atraen hacia los demás es el olor, o las feromonas, si queremos describirlo de forma más profesional. Las feromonas son sustancias producidas de forma natural y que el cuerpo fértil segrega hacia el exterior, enviando así un mensaje aéreo que desencadena una respuesta en el sexo opuesto.

¿Alguna duda sobre la importancia del olor? Piensa en la persona que más te gusta en este momento. Imagina que entra en la habitación y se acerca a ti; tu corazón late tan rápido que hasta te cuesta trabajo respirar. Se inclina para besarte y de repente te llega un tufillo de olor corporal. Olvídalo.

Tienes que oler bien. Es una regla básica de la atracción. El olor a limpio es el mejor olor que se puede conseguir. Demasiado perfume o colonia resulta molesto y además puede ocurrir que camufles tus feromonas naturales, esas poderosas sustancias que los hombres y las mujeres emiten para atraerse unos a los otros. Para asegurarte de que te aplicas el perfume de forma sutil, presiona el *spray* en el aire y después camina a través de la bruma; es mejor que aplicar el perfume directamente en tu cuerpo.

Una buena idea...

Prueba a poner un poco de perfume detrás de tus rodillas. Ésta es una zona altamente erótica que es frecuentemente ignorada. No te olvides del nacimiento del cuello (un sencillo movimiento de tu cabeza y la persona deseada querrá oler más) y entre los pechos (es la más voluptuosa y aterciopelada parte de tu cuerpo, úsala).

En un reciente experimento, unos científicos rociaron con feromonas masculinas una silla de la sala de espera de un médico (para aquellas de vosotras que estéis interesadas, puedes comprarlas a través de Internet, algunos sitios ofrecen incluso la garantía de la devolución del dinero si el cliente no queda satisfecho). Una significativa proporción de las mujeres que entraron en la habitación vacía eligieron esa silla para sentarse, a pesar del hecho de que no era ni la más práctica ni la más cómoda.

En la mayoría de los animales, la relación entre las feromonas y el apareamiento es bastante básica. Los erizos de mar, por ejemplo, liberan feromonas en el agua que los rodea. Casi de inmediato, otros erizos de mar expulsan sus células sexuales. Las hormigas que se encuentran en un camino se detienen para frotar sus antenas y así intercambian feromonas para identificarse unas a otras. Con los humanos, usualmente es un poco más complicado. Pero el olor es un factor fundamental. Si estás buscando a la pareja perfecta, las feromonas de tu olor corporal jugarán un papel esencial. El doctor Winifred Cutler, un biólogo que investigó en profundidad el terreno de las feromonas en los años 70, descubrió que el 74% de las personas que probaron una feromona manufacturada comercialmente experimentaron un aumento en el intercambio sexual y en la cantidad de besos y abrazos.

La percepción de nuestro propio olor corporal es altamente subjetiva; algunos nos encontrarán atractivos y otros no. Curiosamente, siempre le oleremos mejor a una persona cuya inmunidad genética a la enfermedad difiera de la nuestra. A largo plazo, esa unión resultaría en bebés más fuertes y sanos.

Si alguna vez hueles algo realmente desagradable, como unos huevos podridos, nunca lo olvidarás. Los olores también evocan recuerdos y se dice que logran que sean incluso más vívidos que los que producen las imágenes o los sonidos. Una de mis amigas se enamoró de su actual marido dentro de un baño de burbujas logrado con unas carísimas sales. «Esto sucedió hace quince años», me cuenta, «pero todavía usamos las mismas sales cada vez que pasamos fuera un fin de semana romántico y el olor me retrotrae a aquellos primeros años. Me recuerda lo locos que estábamos el uno por el otro».

Otra idea más...

Si fumas, déjalo, hace que huelas mal. Ve a la idea 13, *Fumando espero...*, para encontrar algunos trucos para dejarlo.

El olor es un recordador poderoso y un ingrediente esencial en una relación. No debes subestimar ni la primera atracción de las feromonas ni el olor que más asocies con tu pareja. Cuando se trata de ser increíblemente sexy, necesitas oler bien. Mantente limpio y selecciona un olor especial que tu pareja recordará por el resto de su vida. Sí, te digo que es importante. No te limites a echar mano de aquel viejo perfume que tu tía Inés te regaló las últimas Navidades. Dedica una tarde a explorar y experimentar en la tienda de perfumes más cercana, a hacerte una idea de aquellas fragancias que te gustan y de las que no. Es tu firma olorosa personal y querrás que refleje tu personalidad.

La frase

«Si lo deseas puedes romper la vasija, hacerla añicos.
Pero el aroma de las rosas permanecerá suspendido en el aire».
THOMAS MOORE

¿Cuál es tu duda?

P **Me asombra la cantidad de perfumes que hay en el mercado. ¿Cómo puedo elegir uno?**

R *Lo primero que debes hacer es preguntar a un experto. Ve a la tienda y diles las características de lo que estás buscando. Si buscas un perfume limpio y fresco, el correcto puede ser* White Linen *de Estée Lauder. Si quieres un perfume misterioso, elige* Sicily *de Dolce & Gabbana. Al principio no debes ponerte ninguno. En segundo lugar, no debes probar más de tres en la misma ocasión. El tercer lugar, no lo compres el primer día; consigue una muestra y pruébalo en casa durante dos o tres días. Por último, ve a comprar perfumes por la mañana, cuando tu sentido del olfato está más receptivo.*

P **Es muy difícil elegir. ¿Cómo compro el adecuado?**

R *De nuevo tienes que decidir qué imagen quieres transmitir. ¿Clásica? Prueba con Yves Saint Laurent. ¿Algo menos conservador? Inténtalo con* Givenchy *. Pero el método más efectivo y sencillo es preguntarle a él cuál es el que más le gusta.*

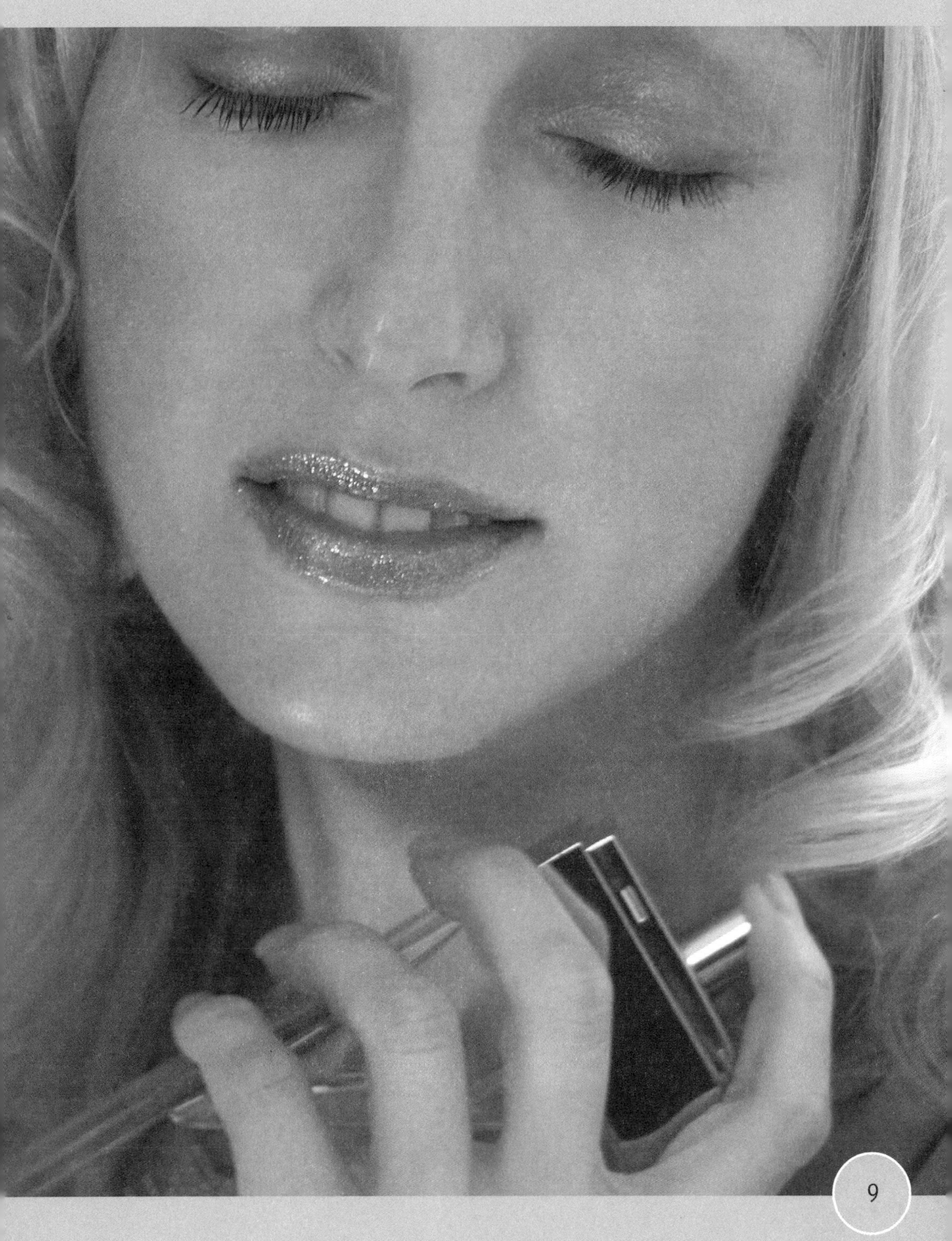

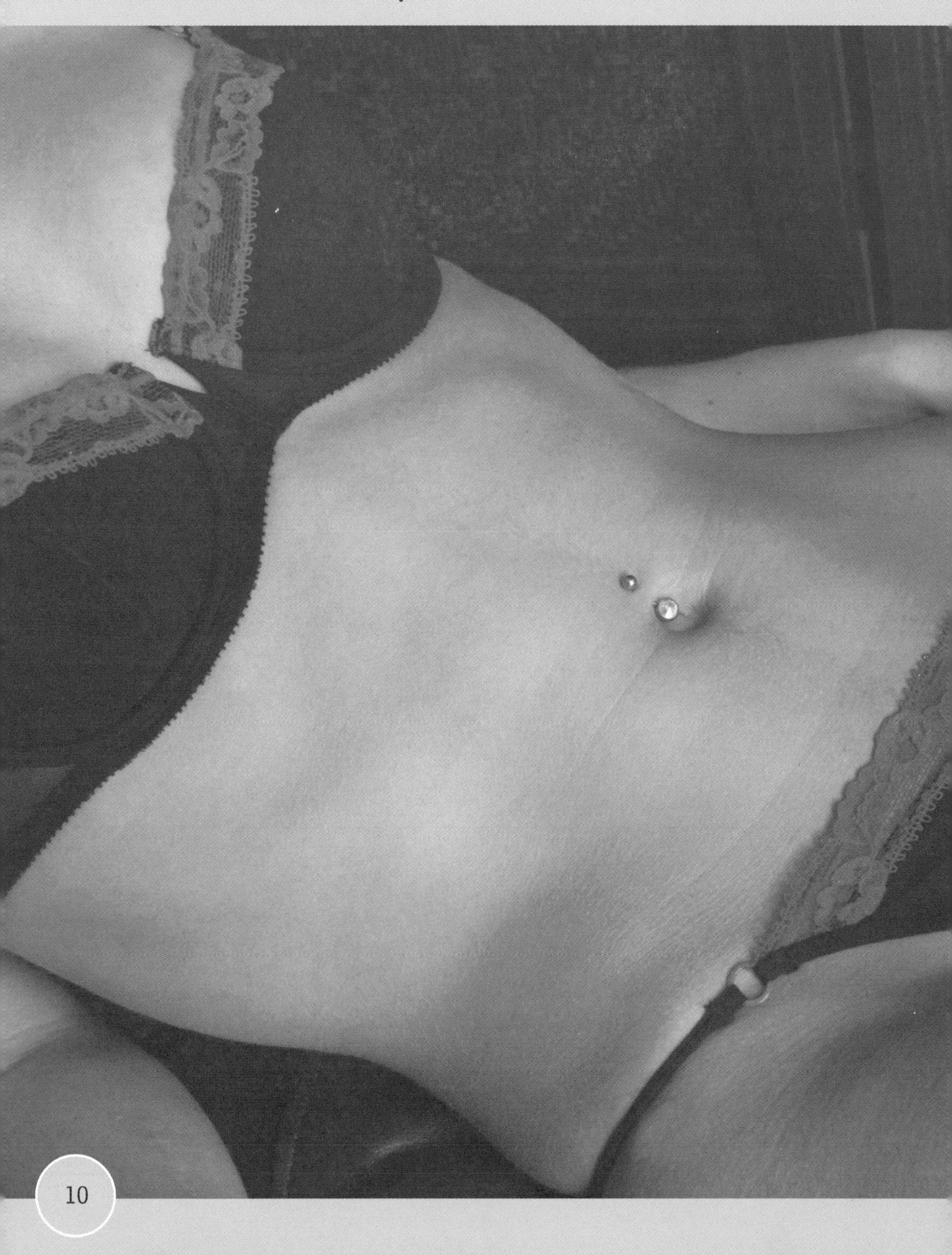

3

La importancia de la ropa

Es cierto que a veces menos es más, pero sucede a la inversa cuando hablamos de resultar atractivo. Aprende el arte de dejar algo a la imaginación.

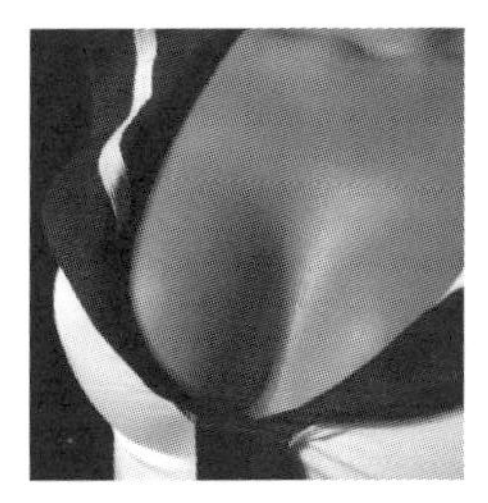

No hay nada más desagradable que alguien que intenta resultar sexy con todas sus fuerzas. Y la forma más sencilla de conseguirlo es vestirse con un estilo «demasiado juvenil» cuando has dejado los 25 años hace mucho tiempo.

El atractivo está muy relacionado con la confianza. Mi tía, una señora italiana muy chic, cuando yo era una adolescente abobada, siempre me decía que intentara dar una apariencia más frívola. Colocaba de forma casual un chal sobre mis hombros y me invitaba a que lo «luciera». En aquel momento, no tenía ni idea de qué estaba hablando. Ahora, entiendo que estaba intentando que vistiera la ropa de forma sexy, para que así pudiera transmitir confianza y frivolidad.

¿Cómo se consigue esto? Lo primero es no ponerse nada que resulte incómodo. Es muy difícil tener un aspecto fantástico y chic si la tira de tu sujetador se te está clavando en las costillas. Lo segundo es no vestir nada demasiado arriesgado. La falda que se sube lo

Una buena idea...

Ponte guerrera. Salir a la calle sin ropa interior es algo que logra que te sientas increíblemente sexy. Y es un secreto que sólo tú sabes, por supuesto, hasta que decidas compartirlo con tu pareja...

justo para dejar al descubierto una liga roja no resulta muy elegante. Una vez me puse una de esas camisetas que tienen grandes agujeros para sacar los brazos y que estaban tan de moda en los 80. Cuando me subí en un enorme autobús de dos pisos para llegar hasta la esquina de Hyde Park y lo recorrí para sentarme al fondo, me di cuenta de que el autobús al completo me estaba mirando. «Debo tener un aspecto particularmente sexy hoy», pensé para mí. No fue hasta que me bajé del autobús cuando me di cuenta de que la camiseta se me había cruzado por el pecho y en aquellos días, ¡yo no me ponía sujetador! Otro incidente igualmente devastador sucedió cuando por fin tuve mi primera cita con un semidios al que había estado persiguiendo durante meses. En el momento en que eché mis brazos hacia atrás para ayudar al *maître* a quitarme el abrigo, las dos ligas que sujetaban mis medias cayeron hasta mis tobillos. Un estupendo comienzo. Así que lo primero es la seguridad. No te pongas cosas que te puedan colocar en una situación embarazosa.

Puedes sentirte tentada a ponerte poca ropa. Me refiero a ponerte algo demasiado corto que no deberías vestir pensando en que eso resultará sexy. Aunque a los hombres les gusta que las mujeres piensen en su sexualidad, a la mayoría no les resulta cómodo que el resto del mundo vea que la mujer con la que sale tiene el aspecto de una bailarina erótica. El aspecto que necesitas conseguir es sexy pero elegante: chic y elegante con un toque sexy para las mujeres y siempre bien arreglado para los hombres (personalmente, encuentro las camisas rosas irresistibles, pero puede que no todo el mundo piense lo mismo).

Si ya has pasado la veintena, evita los vestidos demasiado apretados o con un tejido muy voluminoso. Si estás por encima de los cuarenta, siéntete orgullosa. No hay ninguna razón por la que no puedas resultar sexy, pero fíjate como objetivo a la refinada y sutil Audrey Hepburn y no a Britney Spears.

Esta idea de tener un modelo en tu mente cuando vas de compras es muy útil. Antes de invertir en esos pantalones de lentejuelas, pregúntate si tu ídolo se los pondría.

Otra idea más...

Consigue el estilo chic francés en la idea 43, *Tiene algo especial, un* no sé qué...

El tacto de la ropa también es importante, especialmente si tu objetivo es el contacto físico, así que piensa en ropas que muestren el contorno de tu cuerpo y que estén hechas de tejidos sensuales como seda, cachemir, terciopelo, angora o gasa.

Existe una amplísima oferta y la forma en que te vistas puede establecer una enorme diferencia en cómo te encuentres contigo mismo, en la forma en que te sientas en una silla o en cómo caminas por la calle. Y todas estas cosas determinan si eres sexy o no.

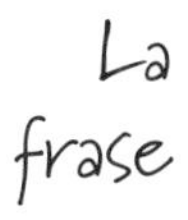

«Las ropas hacen al hombre».
Proverbio de principios del siglo XV

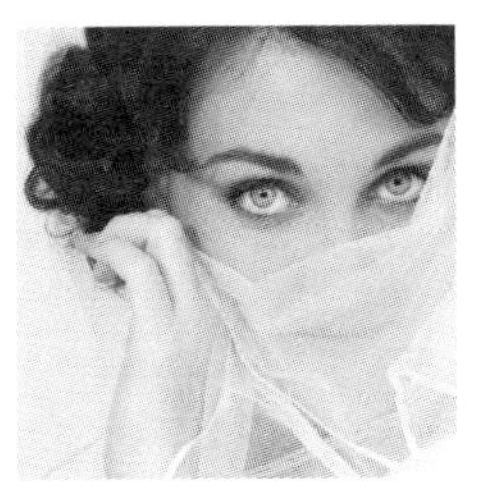

¿Cuál es tu duda?

P **No sé realmente qué imagen es la adecuada para mí y cometo muchos errores al vestirme. ¿Cómo puedo evitarlos?**

R *Ve a unos grandes almacenes y contrata a un comprador profesional o* personal shopper *para que te aconseje. Te costará un poco de dinero pero sólo tendrás que pagarle una vez; después puedes utilizar sus consejos cada vez que vayas de compras. Es probable que encuentres que las prendas que este profesional elige para ti son algunas en las que tú nunca habrías pensado por ti misma. Esto puede resultar muy liberador y puede cambiar tu visión de cómo deberías vestirte.*

P **Siempre tengo dudas sobre el tipo de imagen que proyecto. Tengo una cita importante en perspectiva y quiero que la primera impresión sea buena. ¿Puedes ayudarme?**

R *Hay un par de reglas básicas. Si vistes colores claros, tendrás una apariencia más inocente y vulnerable. Si te pones colores más sólidos, darás la impresión de estar dispuesta a atacar. Piensa en tu cita, ¿qué le gustaría a él? Si quieres resultar sexy pero sin que resulte muy obvio, entonces ponte ropa que a él le resulte fácil quitarte, por ejemplo, una camisa con botones en la parte delantera o un vestido con una cremallera que lo recorra de arriba abajo. Los hombres encuentran intrigante la idea de qué puede haber debajo de los botones o de la cremallera.*

4

Márcate un baile sexy

El baile se define como la expresión vertical de un deseo horizontal. Y todos asumimos de forma automática que un buen bailarín es un buen amante.

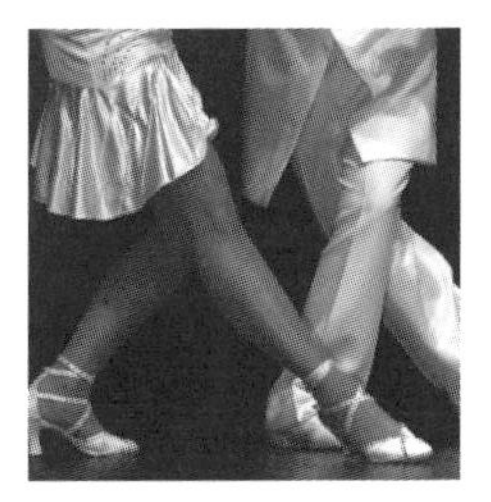

No hay nada más sexy que alguien que baila bien. Da gusto contemplar un cuerpo que se mueve grácilmente al ritmo de la música.

No se trata de moverse como un loco por toda la pista. Piensa en la película *Dirty Dancing*, ¿hubiera resultado tan atractivo Patrick Swayze si no hubiera hecho esta peli en la que bailaba de aquella forma? *Fiebre de sábado noche* logró lo mismo con John Travolta, aunque si la vemos ahora resulta un poco ridícula. Así que, ¿cómo puedes convertirte en una bailarina sexy? Pues tiene mucho que ver con el ritmo. Y la relajación. Es muy extraño encontrar a un hombre que baile bien. El único que he conocido resultó ser un profesional. También era muy guapo, pero el baile hacía que estuviera en un nivel superior.

Una buena forma de incrementar tus oportunidades en la pista de baile es volver a lo básico. Quizás no quieras aprender bailes de salón o foxtrot, pero si conoces los pasos básicos tendrás medio camino recorrido. Hay millones de sitios web que se ofrecen para

Una buena idea...

Conviértete en una bailarina sexy. En la privacidad de tu casa. Aprender es sencillo. Busca algunos trucos en Internet o alquila algunas películas como *Striptease* o *Showgirls*. No es nada complicado: con poca ropa encima baila de forma seductora mientras tu pareja o tu audiencia desliza dinero dentro de tu tanga; sexy, divertido y *rentable*. Algunos gimnasios ofrecen ahora clases de baile como un método para ponerse en forma. Haz una búsqueda en Internet para encontrar la que sea de tu agrado.

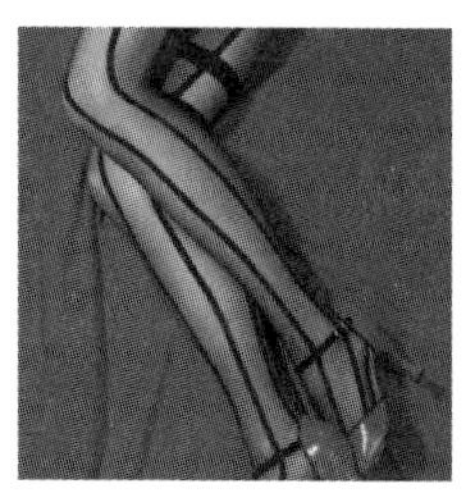

enseñar a la gente a bailar, así que ni siquiera tienes que salir de casa para enfrentarte a las primeras etapas. O puedes ir directamente a un curso de danza del vientre (que también está disponible *online*) y sorprender a tu pareja con tus nuevos conocimientos.

Mucha gente está de acuerdo en que los bailarines más sexy son los latinoamericanos. Si tienes la oportunidad de asistir a clases de tango o de salsa, no lo dudes. No tienes que vivir en Río para aprender la samba. Es el más accesible de los bailes y todo el mundo adora esa música llena de energía. Ve a unas clases en tu ciudad y déjate llevar por esos movimientos. Si no te apetece ir a clase, compra un DVD que te enseñe la samba y enseña a tu pareja (o a tu abuela, a tu compañero de piso, al cartero...) y así podréis aprender juntos. Te sorprenderás al ver que vuestras caderas se sueltan en la pista de baile una vez que hayas aprendido unos movimientos básicos.

Ir a clases de baile es una cosa genial para hacer en pareja. Aprenderéis un montón de estupendos movimientos, lo cual le dará un impulso a vuestra relación, por no mencionar que os convertiréis en unos astros en la pista. Presentar un buen aspecto en la pista conlleva muy poco esfuerzo. Incluso si no eres un bailarín natural, unos pocos pasos bien elegidos conseguirán que parezcas verdaderamente profesional y competente. Elige una música que realmente te guste y disfrutarás el doble ya sea salsa, bailes de salón o *rock'n' roll.*

Si no dispones de tiempo para ir a clase antes de tu próxima aparición en la pista, prueba estos trucos que conseguirán que parezcas especial:

- Relájate: deja que el ritmo fluya a través de tu cuerpo; no hay nada peor que un bailarín tenso.
- No hagas demasiado: no se trata de cuánto te mueves, sino de cómo te mueves.
- Mantente atento: mira a tu alrededor, no al suelo, fíjate en la persona con la que estás bailando, intenta no tropezar ni pisarle, etc.

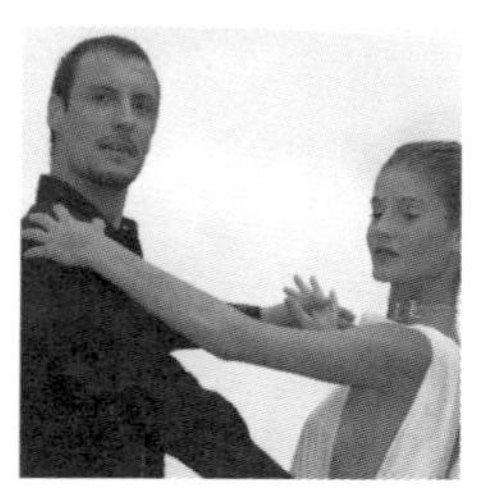

Otra idea más...

Para bailar necesitas estar en forma. Lee la idea 11, *Mantente en forma*, y encontrarás algunos trucos para poner tu físico al día.

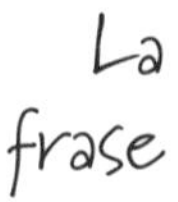

«La danza es el lenguaje oculto del alma».

MARTHA GRAHAM, bailarina moderna y coreógrafa.

¿Cuál es tu duda?

P Me da tanta vergüenza bailar con alguien que todo me parece poco natural y nunca sé hacia donde mirar. ¿Qué puedo hacer?

R *Relájate, ellos probablemente se sienten como tú. Mira a tu pareja, sonríe, deja que el ritmo te lleve, piensa en que el baile es un anuncio de lo que puede suceder después, no lo desperdicies.*

P Me siento un poco tonta al esperar que un chico me saque a bailar en nuestros tiempos. Me pregunto incluso si es políticamente correcto hacerlo.

R *La corrección política, ¿qué tedioso, no? ¿Desde cuándo no les gusta a las mujeres que las traten como a princesas? Todas ellas han crecido escuchando los mismos cuentos de hadas y todas desean un final feliz. Si te lo piden de forma educada (piensa en Darcy y no en Eminem) aunque no sea tu tipo, te sentirás agradecida de que lo haya hecho. Desafío a cualquier mujer a que afirme que ya no desea ser cortejada.*

5

¿Estudias o trabajas?

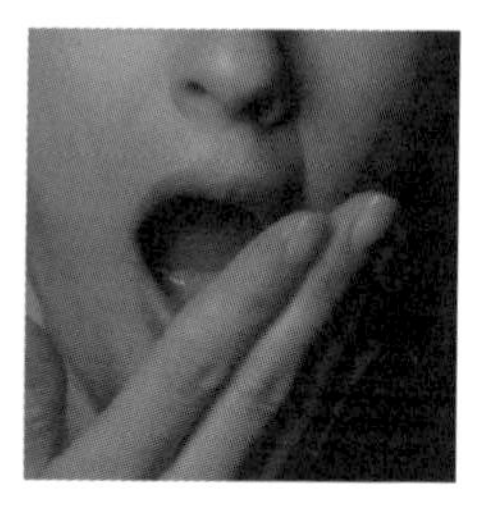

Conversaciones triviales. Odiosas. Mi idea del infierno es estar de pie alrededor de la mesa de bebidas en una fiesta mientras la gente me pregunta a qué me dedico. Ya sé que es una pregunta muy útil que genera al menos quince minutos de conversación. Pero es de las más comunes junto a «¿Vienes mucho por aquí?», y no hay más remedio que pasar por ellas.

Ser atractivo no sólo es un asunto del aspecto que tengas, de cómo huelas y de cómo te vistas. También tiene que ver con tu carácter. Una de las palabras que todo el mundo asocia con sexy es «enigmática», así que intenta que tu primera toma de contacto sea un poco más original.

En la película *Pasiones en Kenia*, el protagonista acompaña a la chica mientras ambos bajan las escaleras. El magnetismo que hay entre ellos es obvio. Al final de la escalera, él se gira hacia ella y le dice: «¿Vas a decírselo a tu marido o lo hago yo?».

De acuerdo, esto es una peli y no la realidad. Pero lo cierto es que gana por goleada al típico «¿A qué te dedicas?» de siempre. Recuerdo cómo me reñía mi padre cuando yo tenía doce años por decir que tenía hambre. «No seas tan banal», me decía. «Usa tu

Una buena idea...

Jerry Hall sugirió una vez que las esposas deberían leer algo interesante todos los días, para que cuando sus maridos regresaran de trabajar, ambos tuvieran algo entretenido de lo que hablar. Quizás sea un poco anticuado, pero podemos extraer ciertas enseñanzas del consejo. Si no lo haces ya, lee, mira o experimenta algo nuevo, algo de lo que no tengas mucho que decir. Así que trata de estar al día y bien informada, es mucho más sexy que ser una ignorante.

imaginación. En vez de decir que tienes hambre, puedes comentar, «la gente de la calle se ha transformado en platos de pasta que vienen hacia mí». Sí, sí, él es italiano (y está loco) pero, ¿captas la idea? Tienes que ser un poco excéntrica, estrafalaria y encantadora. No te pongas en la fila de la gente que dice lo que los demás esperan oír, atrévete a ser diferente. Prueba a comenzar con algo que te pasó recientemente, o con algo interesante que hayas leído o hayas visto en las noticias. La conversación surgirá desde el punto en el que tú la comiences, pero la impresión que tendrá esa persona de ti será completamente diferente.

No puedo ni recordar el número de veces que he estado colocada durante las cenas al lado de personas que han comenzado hablándome del problema de los transportes y del cuidado de los niños. Mortal. Al principio me preguntaba si era a mí. ¿De verdad parecía tan tonta como para que la gente me hablara de esas cosas? Pero cuando lo comenté con mis amigos me dijeron que habían tenido la misma experiencia. Me decidí a contraatacar. Cada vez que alguien comenzara a hablar de algún tópico, yo diría: «¿No es extraordinario que tan pronto como llegamos a una cena comencemos a hablar de canguros o de los atascos? Me gustaría mucho más hablar sobre sexo, ¿a ti no?». Mi interlocutor sólo tendría dos salidas: o comenzaba a aburrir a la persona del otro lado o continuaba con una conversación bastante más interesante. ¡Estupendo! Cambiar la dirección de la conversación es una buena costumbre y tan válido como comportarte tú mismo como un conversador convencional.

A mucha gente le gusta hablar de sí mismos e incluso tienen cosas interesantes que decir, aunque en principio no lo parezca. En otras palabras, tienes que ayudarles a sacar su lado atractivo. Recuerda que siempre puedes aprender algo de la gente. Aunque en un primer momento te parezca la persona más estúpida del mundo, trata de emplear el tiempo que pases con él en sacar su parte positiva.

Ve a la idea 45, *Sé una culturilla*, para aprender formas de mostrarte interesante intelectualmente hablando.

Otra idea más...

Una buena respuesta a la pregunta «¿Cuántos años tienes?» es: «Más o menos tu edad». Esta respuesta deja por los suelos al interlocutor y además así evitas tener que contestar. Adopta esta actitud cuando la gente trate de hacerte continuar una conversación estúpida. La charla se parece un poco al deporte: debes jugar con gente de tu mismo nivel. Su alguien resulta terriblemente aburrido, seguramente te pondrás a su nivel y ser aburrido NO resulta sexy. Sepárate de ellos o intenta cambiar el tema de conversación. La mayoría de la gente es tan aguda como tú y disfrutan con ello. A ellos también les gustará brillar y una buena conversación les ayudará a hacerlo. No hay nada más exasperante que ver que otra persona de la sala lo está pasando bien mientras que tú estás ahí pinchado aguantando un rollo sobre los trenes. Alguien que se empeñe tanto en hablar sobre trenes no será el adecuado para que la nueva conversadora superatractiva en la que te vas a convertir malgaste su tiempo con él. No te mereces estar nunca más fuera de la fiesta.

«Hablar y ser elocuente no es lo mismo: hablar y hablar bien son dos cosas diferentes».
BEN JONSON, genio y dramaturgo del siglo XVII.

La frase

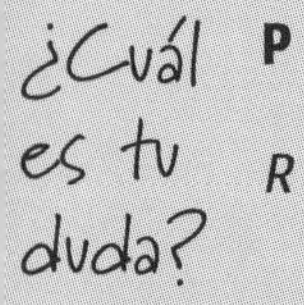

P **Me pongo nerviosa sólo con la idea de hablar de sexo en una fiesta.**

R *Tómatelo con calma y no digas nada demasiado radical. No tienes que hablar necesariamente de sexo, pero tampoco debes resultar aburrida. Ve soltando algunos comentarios interesantes que hayas tomado de la televisión o de la lectura de revistas y así te irás sintiendo más cómoda. Agunas revistas como* Psycologies *están repletas de todo tipo de interesantes visiones psicológicas de las que nos gustan a las mujeres. Sobre todo, relájate. ¿Qué es lo peor que puede pasar? ¿Que la persona con las que estás hablando piense que eres diferente a los demás? ¡Pues estupendo!*

P **Me pregunto si es posible que unos días uno sienta que es aburrida y otros días no.**

R *Por supuesto, algunos días sale a relucir la ganadora que tienes dentro. Otras veces te sientes completamente paralizada e incapaz ni siquiera de decir la hora. Si te parece que estás en uno de esos días, no desesperes. Sólo tienes que concentrarte un poco para que vuelva tu lado sexy y divertido. Haz un esfuerzo: una vez que comiences a entretenerte, cambiará tu humor.*

6

El embarazo sí es atractivo

Algunas mujeres utilizan el embarazo como una excusa para no tener relaciones sexuales. Una completa locura. El sexo cuando estás embarazada es fantástico. Y tú puedes estar tremendamente atractiva también.

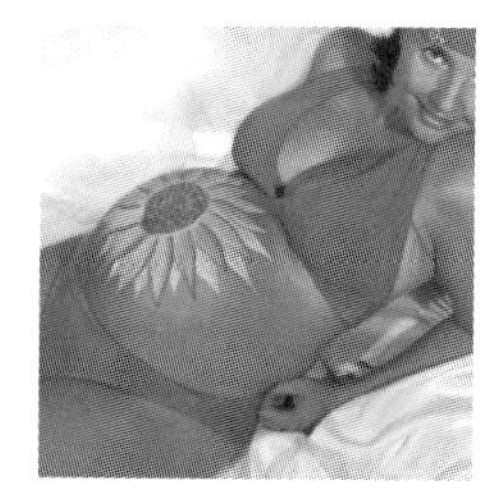

Una vez asistí a una fiesta en la que vi a una mujer en las últimas etapas de su embarazo que vestía un sencillo vestido negro. Tenía un aspecto increíble, mucho mejor que el de otras mujeres que había allí. Era elegante, preciosa y estaba embarazada.

Tradicionalmente, se ha enseñado a las mujeres embarazadas a ocultar su barriga y a estar en segunda fila hasta que su hijo nazca. Las cosas están cambiando con rapidez: hay tiendas enteras dedicadas a las embarazadas. A mí me encantaba estar embarazada y tenía cuidado de no engordar mucho, pero creo que nada hay más hermoso que un vientre de una embarazada que esté bien vestido. Y permanecer sexy mientras estás embarazada logrará que la experiencia te resulte mucho más agradable.

Una buena idea...

Es mejor que acentúes tu barriga, en vez de intentar ocultarla. Una forma muy chic de hacerlo es enrollar un chal de colorido brillante alrededor y atarlo con un nudo en uno de los lados. O ponerte una camiseta corta y unos vaqueros de cintura baja o un pareo (obviamente, cuando hace calor fuera). Prueba a vestir uno de esos encantadores vestidos ajustados (elástico) que realza el contorno de tu barriga, pero asegúrate de que es cómodo. Es complicado resultar atractiva cuando tienes que emplear todas tus fuerzas en respirar.

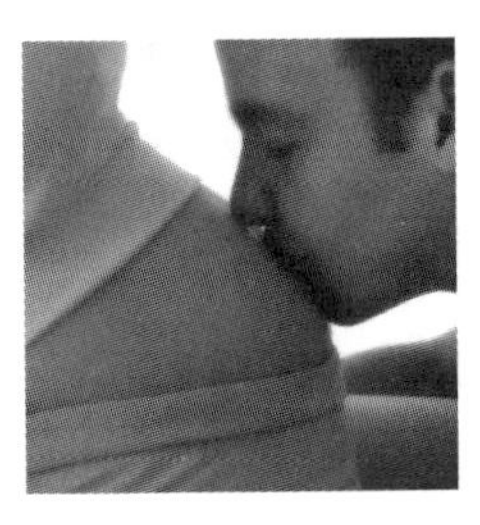

La primera cosa que deberías recordar es que vas a atravesar una etapa en la que tu ropa normal no te va a estar bien. Debes aceptar la ropa de embarazada como una cosa más de la vida. Las tiendas especializadas en la maternidad pueden resultar caras, así que prueba en los grandes almacenes, muchos de los cuales tienen secciones especiales dedicadas a la maternidad; o simplemente compra ropa grande en los mercadillos. Otra opción es comprar a través de Internet, donde hay muchas páginas esperándote. Algunas tienen surtidos verdaderamente glamorosos para que los compres online. Debes considerar tu maternidad como una oportunidad para arreglarte y enseñar tu barriga, no para ocultarla. Te prometo que muchos hombres lo encontrarán terriblemente sexy, incluida tu pareja.

Bueno, ahora el tema del sexo y las mujeres embarazadas. Lo primero que hay que decir es que es totalmente seguro para ti y para el bebé. No te estoy aconsejando que te columpies por las lámparas cuando estés en el tercer trimestre, pero se pueden hacer la mayoría de las cosas. E incluso es una buena excusa para experimentar nuevas posturas.

Hay varias posturas que a las mujeres embarazadas les pueden resultar seguras y cómodas. Así que si todavía no las has probado, inténtalo.

Otra idea más...

El baile es un gran ejercicio para las mujeres embarazadas. Lee la idea 4, *Márcate un baile sexy*.

- Posición uno: la mujer encima. Colócate encima de tu pareja, mirando hacia su cara o mirando hacia sus pies. Muchas mujeres afirman que sus pezones están increíblemente sensibles cuando están embarazadas, así que si estás en frente de él, asegúrate de que te los bese.

- Posición dos: la clásica postura del misionero no va mucho con una gran barriga, pero ésta en concreto sí. Tú te tumbas reposando sobre tu espalda, retira tus rodillas hacia atrás de forma que apoyes tus pies en el pecho de tu pareja o con tus piernas estiradas y apoyadas sobre tu pareja (ésta es una buena forma de estirar tus músculos). Tu pareja debe arrodillarse entre tus piernas para penetrarte, para que no soportes peso sobre tu barriga. Esta postura te resultará más cómoda si colocas un cojín debajo de tu espalda.

- Posición tres: tú y tu pareja os recostáis de lado, uno enfrente del otro. Puedes colocar tu pierna sobre el cuerpo de tu pareja. Esta postura no resulta muy práctica en el tercer trimestre, ya que la barriga se interpone entre los dos.

- Posición cuatro: la postura de la cuchara, pero al revés, funciona durante todo el embarazo. Te echas sobre un lado, con tu cuerpo curvado tu pareja se tumba detrás de ti y penetra desde atrás. La penetración es poco profunda y por eso es una postura que puede resultar cómoda durante los nueve meses.

La frase

«Todo lo que puedes ver, se lo debo a los espagueti».
SOFÍA LOREN

- Posición cinco: desde atrás. Te colocas a cuatro patas sobre la cama (o donde quieras), inclinándote sobre almohadas; tu pareja se arrodillará y te penetrará desde atrás. También puedes probar a curvarte sobre la cama (apoyada sobre almohadas o cojines) y que tu pareja permanezca de pie. Esta postura se considera médicamente como de máxima penetración, así que si te resulta dolorosa díselo a tu pareja.

- Posición seis: sentada. En esta postura, te montas a horcajadas sobre tu pareja mientras él está sentado en una silla cómoda y resistente o en el borde de la cama. También puedes sentarte en un sillón, completamente derecha o ligeramente recostada, y colocarás tus piernas a su alrededor mientras él se arrodilla delante de ti.

¿Y pensabas que estar embarazada era el final de tu vida sexual? No te precipites. Y recuerda que unas buenas relaciones sexuales lograrán que te sientas y que tengas un aspecto mucho más sexy.

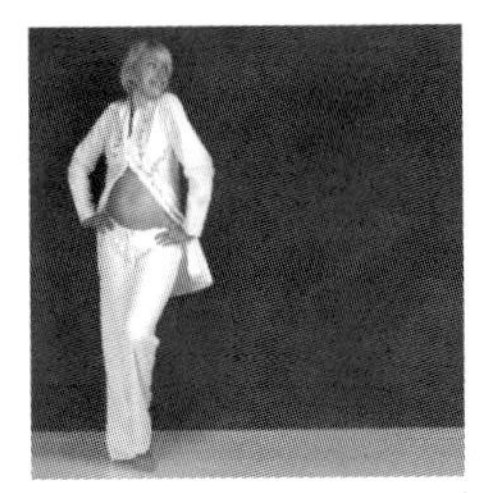

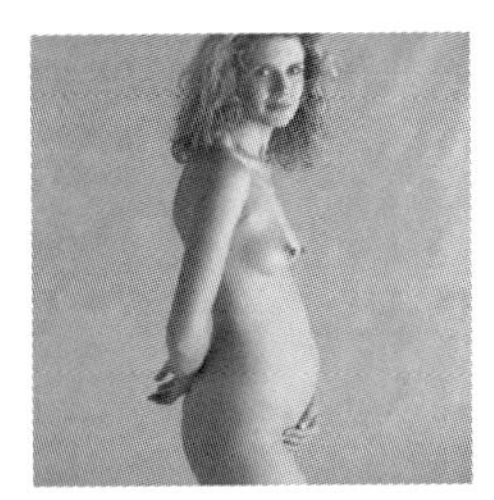

P Pensé que tener sexo estando embarazada era malo para ti. Pero, ¿no resulta poco respetuoso hacia el bebé?

R Contrólate. Recuerdo que cuando tenía orgasmos estando embarazada el bebé tenía un pequeño sobresalto y mi barriguita entera se estiraba en una pequeña contracción. Es un sentimiento maravilloso. Recuerda que si estás contenta, tu bebé también lo estará. Las sustancias químicas liberadas durante el orgasmo te relajan y te hacen más feliz. Esa paz interior se transmite a tu bebé. No olvides que además de un bebé que criar, tienes una relación que mantener. El pequeño recién nacido deseará nacer dentro de una relación armoniosa que esté viva en todos los sentidos.

P Ahora estoy apunto de explotar y sólo pensar en la penetración me resulta un mundo. ¿Qué otras opciones hay?

R No olvides que el sexo no se reduce sólo a la penetración. Prueba el sexo oral, la masturbación mutua, el masaje, etc.

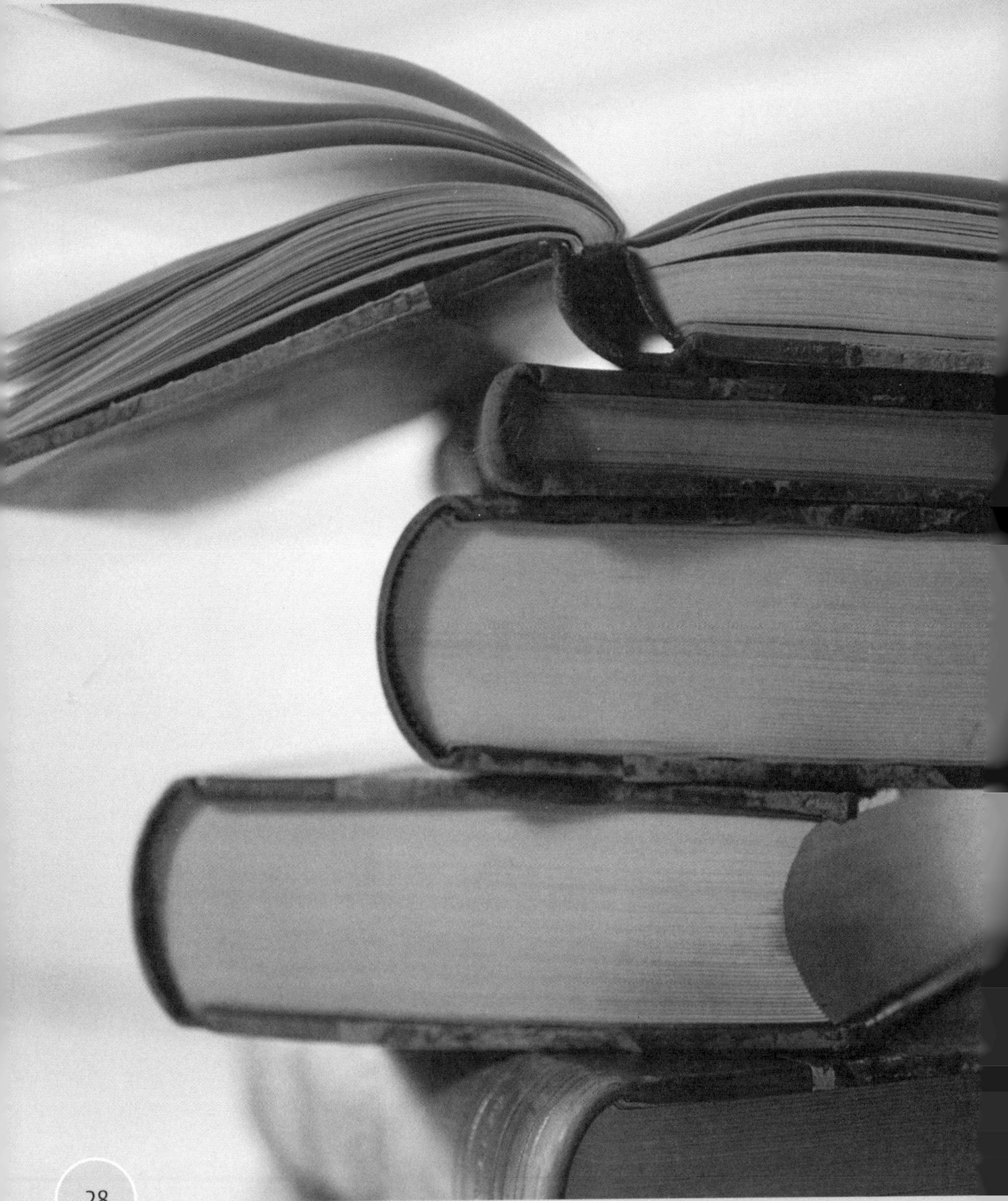

7

Atractivo literario

Utiliza los libros para resaltar tu propio *sex appeal*. Modélate a ti misma como tu héroe o heroína literaria más sexy. Averigua qué es lo que hace que ella o él sea tan atractiva e imítalos.

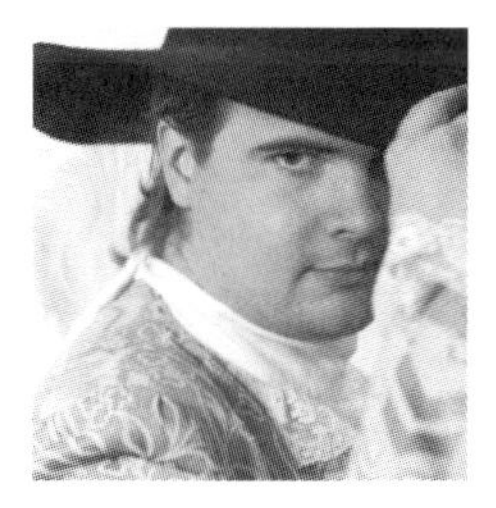

Heathcliff fue el primer amor de mi vida. Leí Cumbres borrascosas cuando tenía 15 años y me enamoré de ese héroe moreno y melancólico.

Cuando estaba en la universidad, leí *Jinetes* y otros libros de Jilly Cooper y me enamoré profundamente de Rupert Campbell-Black, una de sus más exitosas e irresistibles creaciones. Estos hombres literarios, mucho más que mis antiguos novios, me han acompañado de por vida. Estoy segura de que una de las cosas que me atrajo de mi marido es que se llamaba Rupert. En la universidad, tuve una serie de relaciones fatales (y algunos añadirían estúpidas) con personajes extraídos de los escritos de Lord Byron.

Así que, ¿por qué nos enamoramos de un héroe literario? Debo decir que no fui la única adolescente que se enamoró de Heathcliff. Es muy fácil enamorarse del personaje de un libro. Puedes atribuirle las cualidades que te gustan. ¿Qué hace que un héroe o heroína sea sexy? Muchas de las mismas cosas que se pueden aplicar a las personas normales. Inteligencia, encanto, misterio y carisma. Pero con frecuencia encontramos también un elemento de crueldad: el morbo parece funcionar bien en la literatura.

Una buena idea...

Organiza una cena temática y asigna un héroe o heroína literarios a cada uno de tus huéspedes. Como tienes que desempeñar un papel en vez de ser tú mismo, serás capaz de perder algunas de tus inhibiciones y dejar que tu atractivo interior salga y reluzca. Y quién sabe, quizás encuentres al hermano de tu compañera de piso o al vecino del número 42 mucho más interesante cuando ¡aparezca vestido como Rhett Butler!

Pongamos como ejemplo a Rochester, el héroe de *Jane Eyre*. Aunque al final resulta que es bueno, los hechos son que tiene a su esposa escondida en el desván y que hace gala de un increíble mal genio. Rupert Campbell-Black es la maldad personificada, miente y engaña para meterse en todas las camas del condado. Eugene Onegin, el héroe del poema de Pushkin del mismo nombre, le tira a la cara a Tatiana su inocente amor. Todos estos son hombres de los que nos gustaría alejarnos un kilómetro en la vida real, pero con los que fantaseamos en la seguridad del sillón de nuestra casa.

Así que en literatura los héroes melancólicos, atormentados y góticos funcionan. Si hablamos de las heroínas, las más atractivas resultan difícil de definir. Por ejemplo, la Ellen Olenska de *La edad de la inocencia* es vulnerable, increíblemente bella y se encuentra en el camino a la perdición. Éste parece ser el modelo que siguen las heroínas, si pensamos en Anna Karenina, Emma Bovary, Lara Antipova en el *Doctor Zivago*, Tess en *Tess de D'Urbervilles* sabrás a qué me refiero. Así que, en resumen, los hombres son fuertes (con una pizca de maldad) y melancólicos, las mujeres, fatalistas y preciosas. Demasiado estereotipados en las palabras, pero para atrapar un amor no te servirá mostrar algunas de estas características.

Sin embargo, una vez que la relación se haya estabilizado, debes moverte a un lugar más seguro y usar grandes escenarios literarios para crear los momentos más apasionados. A Emma Bovary la seducen en la cabina de un carruaje. Un carruaje puede resultar algo complicado de encontrar, pero no te será demasiado difícil hallar un escenario cerrado en el que podáis sentir algo de riesgo y peligro. Sólo debes asegurarte de que no sea un sitio en el que puedas meterte en problemas (¡el aparcamiento del supermercado en una tarde de sábado quizás no sea una buena idea!).

Revisa la idea 37, *La ausencia hace crecer el cariño*, para encontrar algunos trucos sobre cómo seducir a alguien con las palabras.

El secreto está en extraer la esencia de lo atractivo en el libro que hayas elegido y después aplicarlo a tu vida. Si sientes que eres un poco brusca, lee *El amante de Lady Chatterley* de D.H. Lawrence. La aristócrata señora acaba acostándose con un criado; si lo usas como referencia, se te vendrán a la cabeza un montón de escenarios de lo más sexy.

En *Una habitación con vistas* de E.M. Forster, el héroe toma en brazos a la heroína y la sorprende con un apasionado beso en un campo a las afueras de Florencia. Es uno de los primeros besos descritos en la literatura moderna, y es inesperado y apasionado. Intenta crear tus propios momentos impulsivos, ya lleves casada veinte años o acabes de comenzar una relación. Y no subestimes la importancia de un buen y largo beso. Las parejas casadas parecen olvidarlo todo sobre los besos. Es una parte crucial en una relación y debe practicarse tanto como sea posible.

«El sexo resulta más excitante en las pantallas y en las páginas de los libros que entre las sábanas».
ANDY WARHOL

P **El problema que yo tengo es que esos hombres de los libros son mucho más interesantes que los reales. ¿Qué puedo hacer?**

R *Me temo que no mucho. Es bastante improbable que te encuentres con uno de ellos al doblar la esquina. Esa es la diferencia entre la realidad y la fantasía. Cuando finalmente cruzas la línea te das cuenta de que la realidad es mucho mejor que la fantasía que te has montado como el señor perfecto. Hasta que suceda, puedes continuar leyendo y soñando.*

P **Todo eso de la literatura suena muy bien, pero no puedo soportar leer ni una página de cualquier libro. ¿Cómo puedo desarrollar algo de interés?**

R *Quizás has elegido los libros incorrectos. Puedes probar con los audio-libros hasta que comiencen a gustarte un poco más. Puedes alquilarlos en la biblioteca local y resultan una gran compañía cuando sales a correr o a pasear al perro. Si todo esto falla y lo que quieres leer es literatura erótica, prueba con el clásico francés* Emmanuelle*. Mi marido nunca sale de viaje sin su ejemplar y cuando escucha que alguien tiene ese nombre se excita enormemente. Triste, pero cierto.*

8

Una blanca y sexy boda

Es el día más importante de tu vida. Quieres estar completamente espectacular, más guapa y sexy que nunca.

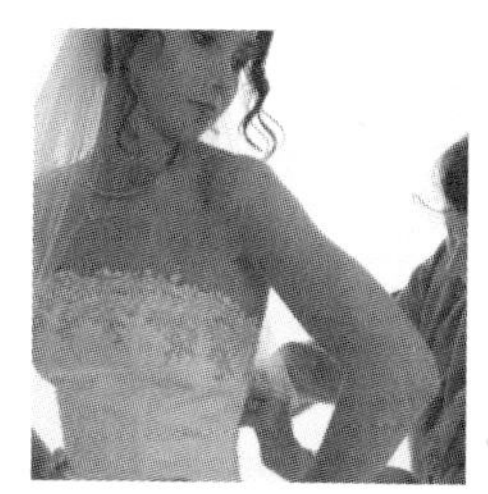

Todo tiene que ser perfecto: el maquillaje, el pelo, los zapatos, la ropa interior, y, lo más importante para la novia, el vestido.

Lo primero que necesitas decidir es el tipo de novia que quieres ser. Si tienes más de 35 años y vas a casarte en segundas nupcias, el blanco virginal quizás resulte un poco tonto. Cuando yo me casé quise parecer una estrella de cine. Mi vestido parecía sacado del vestuario de Kim Basinger en *LA Confidencial* y me hacía sentir tan sexy como si estuviera en una película. Cuando llegué al altar mi futuro marido me dijo que parecía una actriz. Ese es un buen comienzo para una vida en pareja y exactamente la reacción que buscas.

Necesitas estar maravillosa. No te gustaría nada tener el aspecto de un día cualquiera, pero también tienes que tener cuidado para no desviarte demasiado de tu verdadera personalidad. No querrás estar irreconocible. El vestido es realmente la cosa más importante en la preparación de cualquier boda. Más que cualquier cosa, el vestido es lo que va a definirte así que decide qué imagen quieres dar y las vibraciones que quieres proyectar.

Una buena idea...

Presta una gran atención a los detalles de tu vestimenta de novia, especialmente a los zapatos. Nada deprecia más una imagen que unos baratos y descuidados toques finales. Asegúrate de que las flores de tu pelo y de tu ramo sean las mejores. No es el momento de ahorrarte diez euros en estas cosas.

¿Y dónde comenzar a mirar? Si echas un vistazo a las revistas te ahorrarás mucho ir y venir por las tiendas, y da también una vuelta por Internet. Si ves un vestido impresionante en una revista que se pasa de tu presupuesto, investiga si puedes conseguir que una modista te lo haga igual.

Bueno, suponemos que ya tienes un vestido que es sexy y ponible al mismo tiempo pero, ¿qué pasa con el resto? En primer lugar tienes que pensar en tu pelo; el peinado tiene, sobre todo, que ser cómodo. Sería muy irritante y cansado tener que retocártelo continuamente. Si lo tienes largo, recógetelo y olvídate. Llevar un velo es una sensación muy extraña (lo más probable es que no quieras repetir a menos que tomes los hábitos), así que tendrás que acostumbrarte a él antes. Pasea por el jardín un buen rato con él puesto, aunque tus vecinos comiencen a cotillear. Tu maquillaje tendrá que ser perfecto ese día, porque estarás constantemente expuesta, así que pídele a alguna amiga que lo vigile y te avise si necesitas retocártelo. No es necesario decir que en día tan emocionante como éste, tu rímel tendrá que ser resistente al agua. Y finalmente, la ropa interior. Seguro que te apetece ponerte la ropa interior más sexy, pero debes recordar que la llevarás puesta mucho tiempo, por lo que también necesitas que sea cómoda.

Es obvio que ser una novia sexy no consiste sólo en lo que lleves puesto, sino también en cómo te sientas. Sin embargo, tu aspecto puede aumentar tu confianza y, consecuentemente, tu atractivo. Pero tu actitud y tu humor son también enormemente importantes. Intenta delegar el mayor número de responsabilidades que te sea posible, para que puedas centrarte en ser tú misma y en divertirte en el que es *tu* día, y, por supuesto, en la que será tu noche. La noche de bodas no es ese gran momento que era hace cien años, cuando era el primer día en el que un hombre te desnudaba, pero todavía es un gran hito. Es la primera vez que dormís juntos como marido y mujer, lo cual puede lograr que el momento sea aún más sexy. Intenta estar relativamente sobria (eso fue lo que intenté yo misma), para que al menos puedas recordarla al día siguiente. Hacer el amor con tu nuevo marido, sin más vestido que tu anillo de casada y un liguero puede ser el final perfecto de un día perfecto.

Otra idea más...

Si no tienes ni idea de adónde ir en tu luna de miel, lee la idea 34, *¡Buen viaje!*

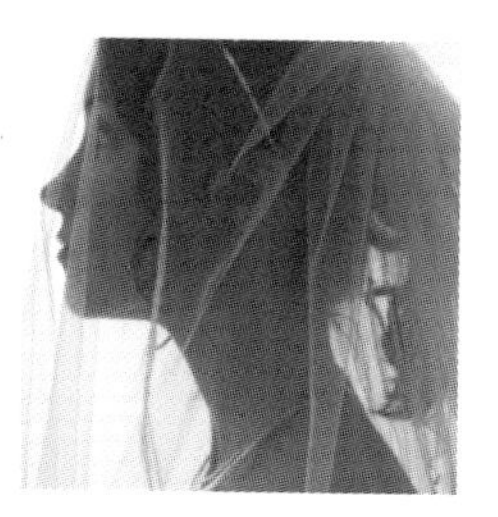

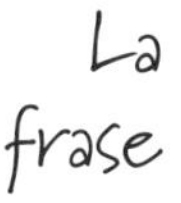

«Elegí a mi mujer del mismo modo que ella eligió su vestido de novia, no tanto porque su superficie fuera brillante y delicada, sino porque sus cualidades se adaptaran a su forma de ser».
OLIVER GOLDSMITH

¿Cuál es tu duda?

P **Quiero tener una belleza natural el día de mi boda. ¿Cómo consigo ese aspecto de no haberte hecho nada pero que logra que estés perfecta?**

R *Una opción es contratar a un maquillador profesional. Cuesta un poco de dinero, pero el desembolso sólo tendrás que hacerlo un día. O lo que yo hice, que fue ir al departamento de maquillaje de unos grandes almacenes, decirles que te vas a casar y que te hagan una mini demostración en el acto. La mayoría de los sitios no te cobran nada si compras allí los productos. Si llevas un trozo de la tela de tu traje, podrán conjuntar con él el color de las uñas y la barra de labios.*

P **No quisiera ir de blanco, ¿qué otras opciones hay?**

R *El color crema es una opción obvia u opta por el dorado, que fue el que yo elegí (suena horrible pero resultó estupendo). Si buscas algo diferente, puedes elegir el look bohemio y chic, pero si has pasado los cuarenta quizás debas decantarte por algo un poco más discreto. Si vas a casarte por lo civil, puedes ponerte un traje de chaqueta en cualquier color pálido. Lo único que debes evitar es el negro... y también los merengues.*

9

El arte de las sorpresas

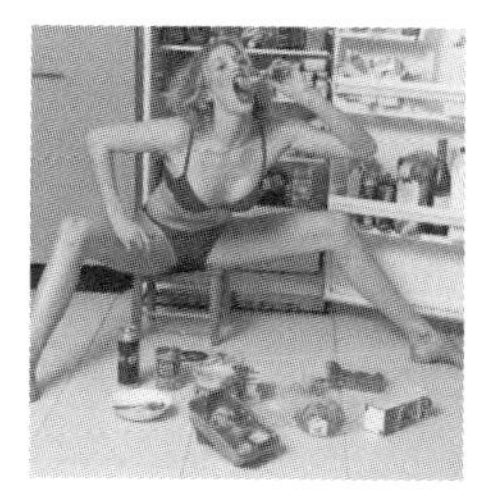

La vida diaria de un matrimonio y la convivencia pueden llegar a ser aburridas. El sexo no es como solía ser. La relación ha dejado de ser picante. Vuelve de vez en cuando, pero lo que más llama la atención es su ausencia.

Todos recordamos la excitación inicial de la primera cita, el primer beso y el primer día que os despertasteis juntos. La tragedia está en que esa excitación no dura para siempre.

Pronto caemos en patrones de vida rutinarios que no incluyen necesariamente la pasión devoradora y el sexo salvaje. Por ello es por lo que las sorpresas son tan importantes. No estoy hablando de regalos sino de cosas que enciendan vuestra relación sexual, o, en el caso de que estés en el comienzo de una relación, de cosas que den resultado.

A continuación tienes una lista de las diez acciones más sexy. ¡Prueba cada una de ellas al menos una vez!

1. Después de una cena relajante (lo primero es que los niños se hayan ido a la cama), dile a tu pareja que tú eres el postre. Sacad el helado y extendedlo por donde queráis.

Una buena idea...

¿Por qué no regalarle a tu pareja un día en un spa? Disfrutad de todas las cosas que ofrecen: la sauna, el jacuzzi y la piscina. Concentraos sólo en vosotros mismos y en vuestros cuerpos durante 24 horas. ¿Qué puede haber mejor que esto? Cuando regreséis a la habitación, probad el uno con el otro algunas de las técnicas de masaje que os hayan aplicado.

2. Ve a cenar a casa de tus suegros sin llevar ropa interior. Pero asegúrate de decírselo antes de que salgáis del coche. Así podrá pensar en ello durante la cena y atacarte en el camino de vuelta a casa.

3. Alquila una película porno. Nada demasiado fuerte. No estamos hablando de hombres peludos relacionándose con caballos. Descorchad una botella de champán y miradla juntos.

4. En un día normal entre semana, métete en la cama con medias y liguero. ¡Y por supuesto, asegúrate de que él se da cuenta! Una sorpresa tan agradable por la noche, puede resultar un jarro de agua fría cuando suene el despertador por la mañana si es que no se ha dado cuenta de tu aspecto.

5. Id juntos a un *sex shop*. Por supuesto que no necesitáis comprar un vibrador doble. De hecho, en la actualidad algunos son sitios perfectamente respetables. Y nunca sabes lo que puedes encontrar.

6. Fantasea. Podéis hacerlo juntos y resultará fantástico. Imagina que estás en otro lugar y que eres otra persona.

7. Salta sobre él (esto, obviamente, sólo resultará si estáis solos en casa). Elige un buen momento y abalánzate sobre él. Este acercamiento inesperado será enormemente excitante. Mi único consejo es que escojas un lugar que no sea tan

evidente como el dormitorio. Ve al baño o a la mesa de la cocina. ¿Recuerdas aquella escena de *El cartero siempre llama dos veces*? Jack Nicholson y Jessica Lange cubiertos por completo de harina y consumidos por la pasión..

Otra idea más...

Sorprende a tu amante con una fantasía sexy. Lee la idea 30, *El sexo está en el cerebro*.

8. Esclavo sexual. Prométele que serás su esclava sexual durante las próximas dos horas.

9. Prométele que tendrás sexo oral con él las cinco ocasiones que él elija, sea cual sea el momento. La generosidad de este regalo conmoverá a cualquier hombre y asombrará a la mayoría de ellos. La queja más frecuente que he oído de mis amigos hombres sobre su vida sexual es que sus parejas nunca quieren practicarles sexo oral.

10. Busca una nueva postura en Internet o en algún libro y pruébala con él. Pero ten cuidado si visitas páginas porno en la web y nunca dejes tu nombre ni tu dirección de correo.

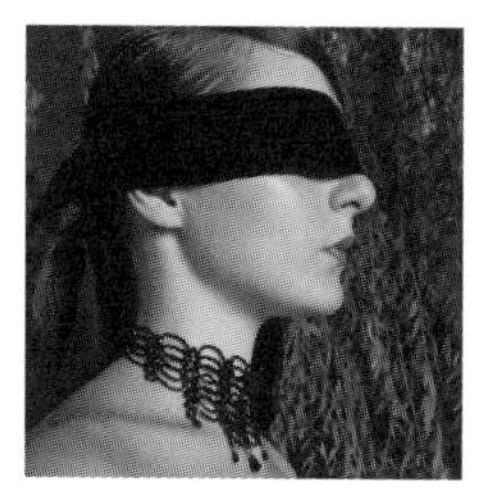

La frase

«La vida es una gran sorpresa».
VLADIMIR NABOKOV

¿Cuál es tu duda?

P Todo esto está muy bien pero, ¿y si mis proposiciones son rechazadas? ¿Qué ocurre si me dice que soy una fresca por ir sin ropa interior a casa de sus padres?

R Si hace eso quizás deberías ponerle la ropa interior encima de la cabeza e irte. Pero no necesitas poner a prueba a tu pareja ni averiguar hasta dónde quiere llegar. Si has comprado este libro, es poco probable que seas una completa mojigata y por ello asumo que tu pareja no lo será tampoco. Pero ten cuidado, tu pareja puede tener ciertos límites que tendrás que ir ampliando poco a poco.

P Estoy demasiado cansada para todo esto. ¿Cómo puedo reunir algo de energía?

R Conozco bien esa sensación. Todo lo que quieres hacer es tumbarte en la cama; probablemente estarás dormida antes de que él haya terminado de quitarse los calzoncillos. Intenta elegir un momento en el que no estés tan cansada. Y si sencillamente, no tienes más tiempo tendrás que sacrificar algo. ¿Qué puede ser más importante que mantener tu relación viva y un poco picante?

10

¡Trabájatelo!

Ésta es la idea que necesitas si tienes que estar elegante y fresca a las ocho de la mañana, y fantástica y sexy a las ocho de la noche y no tienes tiempo de volver a casa entre medias.

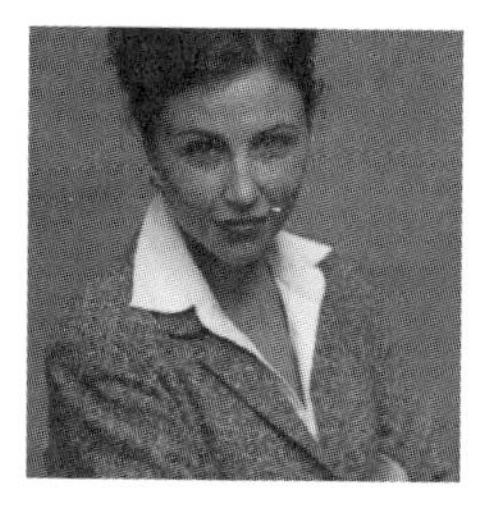

No puedes creer lo que ha ocurrido. El hombre de tus sueños (y estamos hablando justamente de esos sueños tan explícitos) finalmente te ha pedido una cita.

Estupendas noticias. Las malas noticias son que tienes una presentación enormemente importante ese mismo día, seguida de una comida de trabajo con un cliente y de un curso de formación intensivo toda la tarde. No tienes tiempo de ir a casa y refrescarte entre el trabajo y la cita.

Cálmate. La primera cosa que debes hacer es empezar a prepararte temprano. La noche antes vete temprano a la cama, toma un largo baño, hazte las uñas, depílate las piernas, arréglate las cejas y todas las cosas que necesites. Vete a la cama habiéndote aplicado una mascarilla hidratante (mis favoritas son las especialmente espesas y cremosas) y no te la quites, déjatela puesta toda la noche. Créeme cuando te digo que te encontrarás estupenda por la mañana y no te importará que la almohada esté pringosa.

Una buena idea...

Llévate un par de zapatos diferentes para ponértelos por la noche. No hay nada más refrescante que quitarte los zapatos que has llevado durante todo el día.

A la mañana siguiente, date una ducha, lava tu pelo y prepárate para un día normal de trabajo. La clave está en las cosas que tienes que llevar al trabajo. Estoy suponiendo que tienes al menos una hora entre el fin del trabajo y la cita. Ese es el tiempo que necesitas para darte el aspecto de «recién aseada» que necesitas. Para conseguirlo, tendrás que llevarte a la oficina el desmaquillante, la hidratante facial, el cepillo de dientes, el cepillo del pelo, el perfume, el desodorante, una muda de ropa interior y unas medias o calcetines limpios y la ropa para la cita. Un extra podría ser una de esas ampollas de belleza instantánea que le dan luminosidad a tu rostro que tienen la mayoría de las marcas de cosmética (pero asegúrate de que te aplicas el maquillaje justo después o no funcionará).

Una vez que hayas terminado tu tremendamente ocupado día de trabajo, enciérrate en el baño de señoras. Si el baño de tu oficina no es el ideal para sentirte cómoda, ve a un hotel de lujo que esté cerca y utiliza los del vestíbulo. Si entras con confianza, será muy raro que llames la atención de alguien. La desventaja de cambiarte fuera de la oficina es que tendrás que cargar con todas tus cosas durante toda la noche.

Una vez en el baño, quítate el maquillaje y aplícate la crema hidratante de inmediato. Después lávate las axilas (te sorprenderá lo mucho que refresca); si tienes la posibilidad, lávate también los pies. Quizás la gente se pregunte qué diantres haces, pero si quieres oler bien y tener buen aspecto para el hombre de tus sueños, ¿te preocupará realmente tener reputación de rarita?

Una vez que te hayas lavado, que hayas cepillado tus dientes, que te hayas aplicado el maquillaje, cepillado tu pelo y perfumado, estarás preparada. Si todavía dispones de media hora y tu cita es en una ciudad, quizás te apetezca ir a una peluquería para que te laven y te arreglen el pelo con rapidez. Si lo haces, también tendrás la posibilidad de que te maquillen en el mismo sitio. El único inconveniente es que quizás pierdas parte de la frescura conseguida con el lavado de axilas y de pies previo.

Otra idea más...

Si tienes algo más de tiempo, practica una técnica completa de preparación. **Ve a la idea 48, *Todo listo para una noche de pasión*.**

Bueno, ya has logrado el aspecto que querías. Ahora vamos a ocuparnos de tu mente. Necesitas sacar de tu cabeza y de todo tu cuerpo las preocupaciones del trabajo. Si puedes encontrar un lugar tranquilo donde sea poco probable que te molesten, una buena forma de relajarse sería practicar unos ejercicios de estiramiento. Ponte de pie y mantén la postura derecha, estira los brazos sobre tu cabeza y deja salir el aire mientras desciendes para intentar llegar a los dedos de los pies. Respira una vez mientras estás bajando y agárrate las pantorrillas. Inspira lentamente mientras doblas las rodillas y expira al estirarlas; intenta llegar un poco más cerca del suelo con cada respiración. Repite el ejercicio diez veces, ignora cualquier pensamiento estresante que intente llenar tu cabeza. Después levanta los brazos sobre la cabeza sacando el aire durante el movimiento. Inspira mientras los bajas muy despacio hasta los lados del cuerpo. Repite cinco veces. Recuerda centrarte en lo que estás haciendo, en la persona con la que vas a encontrarte y en lo que quieres conseguir en esa cita... La oficina puede esperar hasta mañana.

La frase

«Está siempre preparado».
Lema de la Asociación Scout

P ¿Cómo voy a estar animada después de un día de trabajo tan intenso?

R *Te sorprenderías de lo que la adrenalina puede hacer por ti. Una amiga mía tuvo hace poco una cita enormemente importante después de un horrible día de trabajo que comenzó con un vuelo nocturno desde Nueva York, continuó con una reunión tras otra y con un comida con su jefe. Pero la emoción de la cita la mantuvo en marcha y cuando llegó la medianoche tenía tanta adrenalina acumulada (mezclada con algo de alcohol) que estaba completamente radiante. Si no puedes confiar en tu adrenalina natural, proporciónale a tu cuerpo una ayuda extra tomando unos comprimidos efervescentes de vitamina C.*

P ¿Hay algo más que pueda hacer para refrescarme?

R *Puedes llevar contigo un spray para refrescar el aliento y utilizarlo unos pocos minutos antes de la cita. También puedes recortar el cambio completo de muda y sólo ponerte limpia la parte de arriba, la camisa o el top. Otra posibilidad es cambiarse sólo las medias o los calcetines. No olvides guardar los usados en un lugar discreto, no vayan a aparecer en el momento más inoportuno.*

11

Mantente en forma

Nadie quiere irse a la cama con un vago. Las bases biológicas del atractivo dictan que encontramos más atractivas a las personas que tienen una buena forma física.

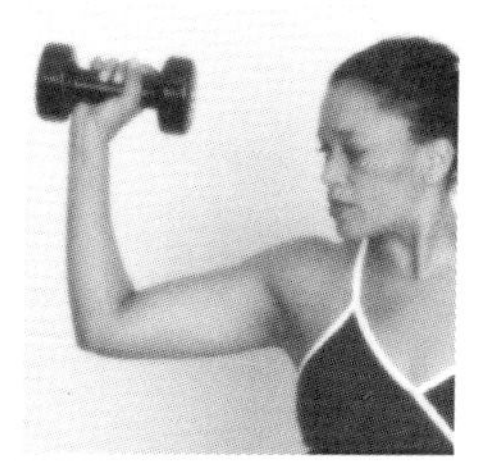

Esto se debe a que la razón fundamental del deseo sexual es la procreación y todos deseamos engendrar retoños con las máximas posibilidades de supervivencia, así que nos fijamos en personas saludables y brillantes.

Por tanto, ha llegado el momento de desempolvar la bicicleta estática y de poner el trasero a trabajar. Una forma de estimular tu atractivo y la imagen que tienes de ti misma es pensar en tu cuerpo durante todo el día.

Toma el hábito de realizar diez minutos de ejercicio justo al levantarte de la cama. Puede consistir en cien sentadillas, en cincuenta zancadas (que consisten en comenzar de pie en posición recta y adelantar una pierna mientras doblas las rodillas; después vuelves a la posición inicial y continuas con la otra pierna) con cada pierna, en veinticinco flexiones (de las clásicas o contra la pared, si no puedes hacer las completas) y en algunos ejercicios de estiramiento. En las sentadillas puedes combinar dos técnicas diferentes. Las veinticinco primeras pueden ser las flexiones normales. En las siguientes, sentada, descansa en

Una buena idea...

Prueba las flexiones sencillas. Ponte de pie frente a una pared y déjate caer suavemente hacia ella con los brazos doblados y las palmas de las manos hacia el frente. Después aléjate de la pared con el esfuerzo de tus brazos. Repítelo 35 veces. Es una estupenda manera de mantener en forma la parte superior de tu cuerpo sin tener que caerte de boca por intentar una flexión de las tradicionales.

tus brazos mientras estiras las dos piernas juntas, lentamente, hasta que éstas se encuentren aproximadamente a medio metro del suelo. Después, bájalas, cada vez con más lentitud. Si las haces de forma correcta, obtendrás el beneficio adicional de tener el estómago como una tabla. Prueba también a recostarte sobre tu espalda para realizar el mismo ejercicio; es estupendo. Después, haz una serie de veinticinco en las que eleves la espalda y las piernas al mismo tiempo, así trabajarás las abdominales inferiores. Para terminar, otras 25 elevando las piernas (si no puedes subir las dos juntas, sube una pierna y después la otra). Las flexiones pueden enriquecerse con ejercicios para endurecer las nalgas. Recuéstate sobre tu espalda con las piernas dobladas y las caderas bien abiertas. Eleva el trasero apretándolo y al mismo tiempo junta las piernas.

Una vez que hayas terminado la rutina de ejercicios, date una buena ducha y termínala con diez segundos de agua fría. Suena terrible, pero te acostumbrarás. Yo crecí en Escandinavia y allí se pensaba que no había nada más saludable que salir corriendo de una sauna de vapor caliente para lanzarse en la nieve.

Ahora ya estás preparada para afrontar el día. Camina hacia el metro, el autobús o el coche apretando el trasero mientras avanzas. Al principio, te parecerá que tu caminar es un poco extraño, pero continúa haciéndolo. En la oficina, evita el ascensor (a menos que el hombre de tus sueños viaje en él) y sube por las escaleras (de dos en dos si estás realmente en forma). Llegarás sin aliento pero con un trasero mucho más firme. A lo largo del día, mete la barriga. Tu aspecto mejorará de forma instantánea y será genial para el tono muscular de tu estómago. Aprieta tus glúteos cada vez que puedas. En otras palabras, aprieta tus músculos en todo momento.

¿Estás haciendo cola? No te irrites por ello y usa el tiempo para contraer y flexionar. Si estás en el metro o en el tren y éste hace una parada, que el pensamiento que venga a tu cabeza sea: «genial, un poco de tiempo para realizar algunos ejercicios de glúteos camuflados» y comienza a contraer con todas tus fuerzas. Mantén la presión durante 30 segundos, relájate y comienza de nuevo.

Otra idea más...

Ahora que estás en forma, ve a la idea 52, *¿Echamos un tenis?*, en la que encontrarás una lista de actividades atractivas para practicar.

No debes malgastar ni un minuto para conseguir tu objetivo de un cuerpo sexy y debes trabajar el interior al mismo tiempo que el exterior. Cuando me quedé embarazada por primera vez, le pedí información a mi profesora de yoga sobre los ejercicios de suelo pélvico. Son los pequeños músculos que contraes para evitar hacer pis. Cuando tienes niños, estos músculos se estiran y necesitas hacer ejercicios si no quieres que se relajen demasiado. Esta flaccidez puede derivar en incontinencia o algo peor, en que dejes de disfrutar del sexo. Esperaba que mi profesora me dijera que debía hacer unos cien al día, pero en cambio me dijo: «haz el grande; comienza cuando te levantes por la mañana y termina cuando te acuestes por la noche». Así que si a lo largo del día la conversación con alguien te aburre, usa el tiempo para contraer tu suelo pélvico, sólo necesitas imitar el movimiento que haces para evitar hacer pis. Mantenlo. Relaja. Repite (con tanta frecuencia como te sea posible). Cuando te vayas sintiendo más cómoda, aumenta la presión de la contracción, pero si estás en medio de una conversación, ten cuidado con que el esfuerzo no se refleje en tu cara.

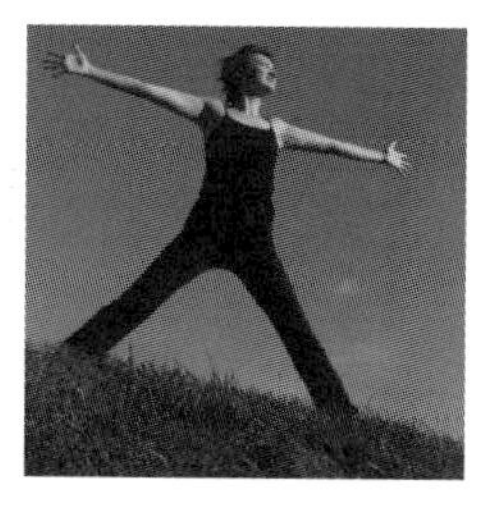

La frase

«Es mejor que te miren de arriba a abajo que pasar desapercibida».
MAE WEST

¿Cuál es tu duda?

P **Me siento tan gorda y con tan poca forma física que la sola idea de comenzar me asusta. ¿Cómo puedo hacerlo?**

R *Te sorprenderás de lo rápido que ves los resultados. Las primeras veces resultará duro, pero una vez que comiences te convertirás en adicta al sentimiento y a los resultados que consigues con el ejercicio. Todo es un tema de actitud. Es como esas horribles limpiezas de primavera que una vez que las comienzas te parecen mucho más sencillas y al final te resultan hasta divertidas.*

P **¿Hay alguna forma sencilla de comenzar a hacer ejercicio?**

R *Puedes comenzar caminando. Para estar equipada sólo necesitas unos pantalones cortos, una camiseta y un reproductor de MP3 con música inspiradora. También puedes ir con una amiga y dedicaros a cotillear mientras camináis por el parque. Camina rápido, pero no hagas un sobre-esfuerzo porque no sería bueno para tus ligamentos. Puedes hacer ejercicios con los brazos al mismo tiempo para aumentar la frecuencia cardiaca. Caminar rápido gasta tantas calorías como correr lentamente y es mejor para tus articulaciones. Recuerda contraer los glúteos mientras caminas. Este ejercicio es fantástico para todos los que odian los gimnasios. Estar al aire libre es una fantástica forma de relajar el ritmo de vida (puedes sentir el paso de las estaciones sin tener en medio el cristal del coche o de la ventana). Además, respirar aire puro es fantástico para tu piel, sólo debes recordar ponerte un protector solar.*

12

El poder de una lencería atractiva

La ropa interior. Es crucial. Viste la apropiada y te sentirás estupenda. Es una parte esencial de ser increíblemente atractiva.

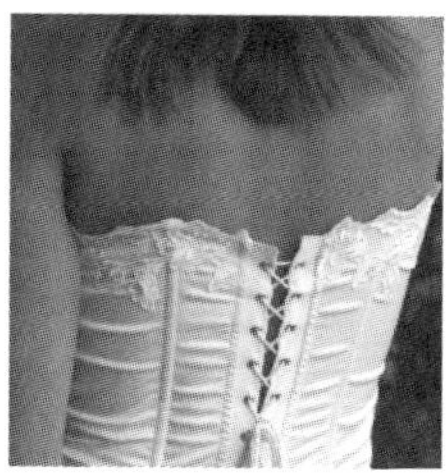

Aumentar tu confianza te ayuda a estar maravillosa por dentro y por fuera. ¿Por qué no aprovecharla?

La primera vez que viajé por Europa, me sorprendí de todas las pequeñas tiendas de lencería que vendían artículos que yo creía que eran tremendamente caros. Pensé que no había nada malo en comprar un *pack* de cinco braguitas por el precio de un tirante de aquellos sujetadores en cualquier tiendecilla. En algo tenía razón. Hay días en que las sencillas bragas de algodón son la mejor opción. Pero lo que hace verdaderamente diferentes a las mujeres francesas es que ellas visten atractivos conjuntos de sujetador y braguitas todos los días. Y tienen completamente asumido el desembolso de al menos sesenta euros en cada conjunto.

Ahora que vivo en Francia, me he hecho muy francesa en cuanto a mi actitud respecto a la ropa interior. Mi cajón de la ropa interior está completamente lleno de conjuntos combinados. Y aunque parezca muy extraño, una vez que comencé a tener esta costumbre, se me hizo muy difícil volver a comprar *packs* de cinco braguitas. Cuando conjuntas la parte de arriba y la de abajo sientes algo especial y por esta razón deberías considerar

Una buena idea...

Esta lencería cara es estupenda para todo, pero exige mucho trabajo de lavado a mano. Yo me llevo la mía conmigo a la ducha y la lavo allí, lo que resulta mucho más sencillo. Además así evitas ese color gris que toma la ropa cuando la lavas junto a los colores inadecuados. Si la tratas bien, te durará más.

comprar al menos dos pares de braguitas con cada sujetador. Si no quieres sufrir el temido efecto de que se te noten las braguitas debajo de los pantalones, asegúrate de que una de las dos sea un tanga, o prueba las braguitas francesas o los *boxers* para chicas.

El atractivo tiene mucho que ver con la confianza y no hay nada como vestir buena ropa interior que realce la forma de tu cuerpo y te haga sentir más atractiva. Entre nosotras, no existe nada más reconfortante que ponerse una camiseta encima de tu nuevo Wonderbra y ver las formas de tu cuerpo totalmente transformadas. Para las mujeres más grandes, un sujetador que siente bien es incluso más esencial. Si deseas ocultar tu pecho debajo de los trajes de chaqueta de trabajo, deja que un experto te mida para averiguar la talla de copa que más te conviene. Te prometo que perderás algunos centímetros en cuanto vistas el sujetador adecuado. Y si lo que quieres es enfatizar tu escote, también lo puedes conseguir con el sujetador adecuado, y además te sentirás mucho más cómoda.

Un atractivo tanga puede hacer maravillas con tus nalgas. Algunas mujeres los encuentran increíblemente incómodos (a mí también me lo parecían al principio), pero una vez que te acostumbras te resultará difícil volver a ponerte las braguitas tradicionales.

Si te pones la ropa interior correcta, sentirás que puedes enfrentarte al mundo. Conseguirás que tu confianza aumente. Cuando asistas a una reunión de negocios y aunque los demás no puedan ver lo que llevas debajo de tu traje, tú lo sabrás y eso te proporcionará una sensación de superioridad. Una vez hablé con Chantal Thomass, una de las principales diseñadoras de ropa interior francesa, sobre este tema. «La lencería es fundamental en cómo se siente una mujer», me dijo; «si tu lencería no es la correcta, nada de lo demás funciona». Una de mis amigas me dice que su lencería determina el humor que tendrá el resto del día: «Es lo primero que me pongo y es lo que me hace sentir de buen o de mal humor. Mantengo una relación muy íntima con mi lencería, después de todo, es lo que está más cerca de mi piel.

Otra idea más...

Necesitas que tu piel tenga un buen aspecto para vestir tu nueva lencería. Para leer algunos consejos al respecto, ve a la idea 24, *El arte del baño*.

Como todos sabemos, por la razón que sea, los hombres adoran las medias y los ligueros. Casi todos los hombres que conozco se vuelven locos con estas prendas. «Logran que salga mi lado salvaje. Quizás es porque todas las modelos de «Playboy» a las que deseaba en mi juventud los llevaban». En este sentido, es mejor que no analicemos las causas y simplemente nos los pongamos. Los clásicos ligueros negros son la mejor opción, pero los rojos pueden funcionar en una ocasión especial y añadir un toque completamente picante y lujurioso. Lo bueno de la lencería sexy o atrevida es que te estimula a ti sexualmente tanto como a tu pareja. ¡Será difícil que te sientas aburrida si te pones un liguero rojo sin nada debajo!

La frase

«Una señora es aquella mujer que sólo enseña su ropa interior cuando lo desea».
LILLIAN DAY, autora americana

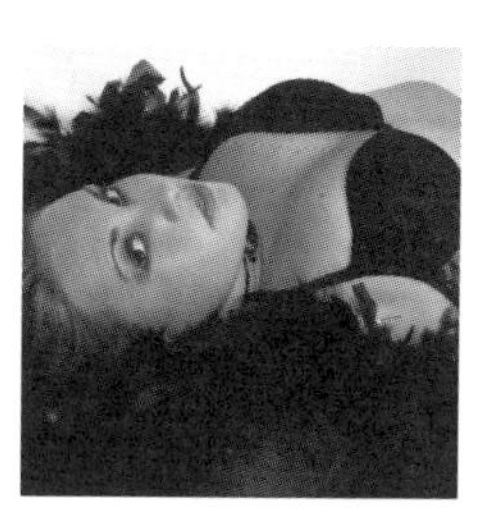

P **No tengo suficiente confianza para ponerme lencería extraña. ¿Qué me sugieres?**

R *¿Quién ha dicho que tenga que ser extraña? Puedes comenzar con un conjunto clásico de sujetador y braguitas. Si no puedes permitirte comprar en La Perla, aún así te aconsejo que veas sus modelos y compruebes si puedes conseguir una versión similar pero más barata en algún otro sitio. Es la marca que tiene la lencería más impresionante y te dará una idea de lo crucial que puede llegar a ser la ropa interior. Si te vistes de La Perla, el cielo será el único límite. La marca Woldford es una buena opción también y es mucho más barata, pero tampoco un regalo. Ve a las rebajas, podrás encontrarlas en todos los grandes almacenes. Woldford también hace unos panties y medias estupendas, así que harás bien en echarles un vistazo. Si los cuidas (si intentas no hacerles carreras y no los metes en la lavadora), te durarán años. Navega por su página web: www.woldford.com.*

P **¿Qué pasa con la ropa sexy para los chicos?**

R *Bueno, parece que los hombres están ahora poniéndose al día. Ahora existen un montón de sitios web que ofrecen todo tipo de productos que incluyen esos calzoncillos ajustados de efecto invisible. Totalmente irresistibles. Hay diferentes opciones para aquellos hombres que sienten que la naturaleza ha sido un poco tacaña con ellos. Hay marcas de ropa que ofrecen calzoncillos con almohadillas incorporadas de varios tamaños. La publicidad promete que el relleno estará bien oculto entre la tela y que nadie lo notará... hasta que el interesado se quite los pantalones, claro.*

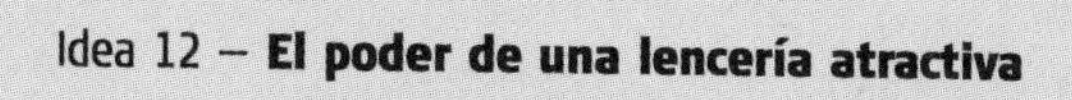

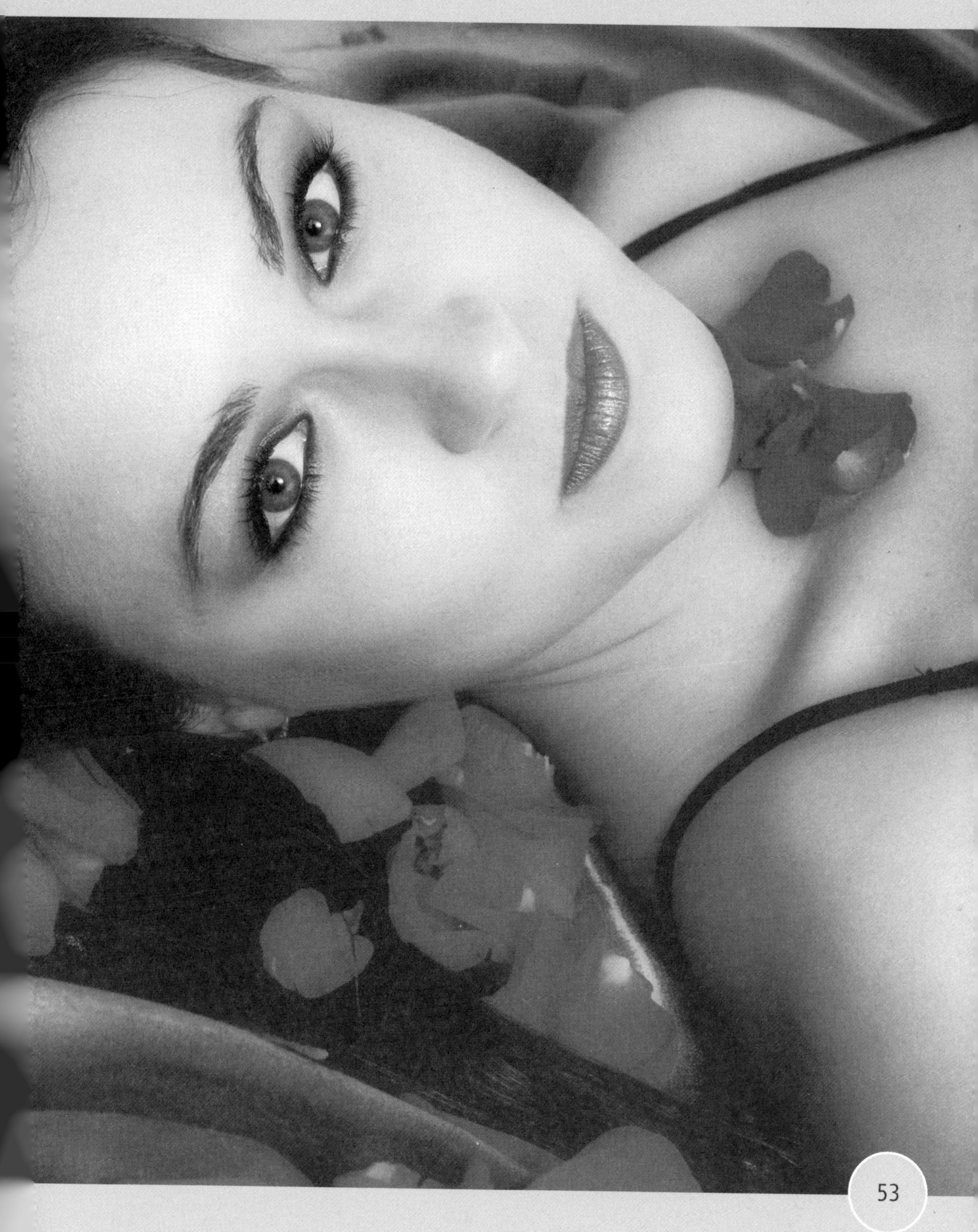

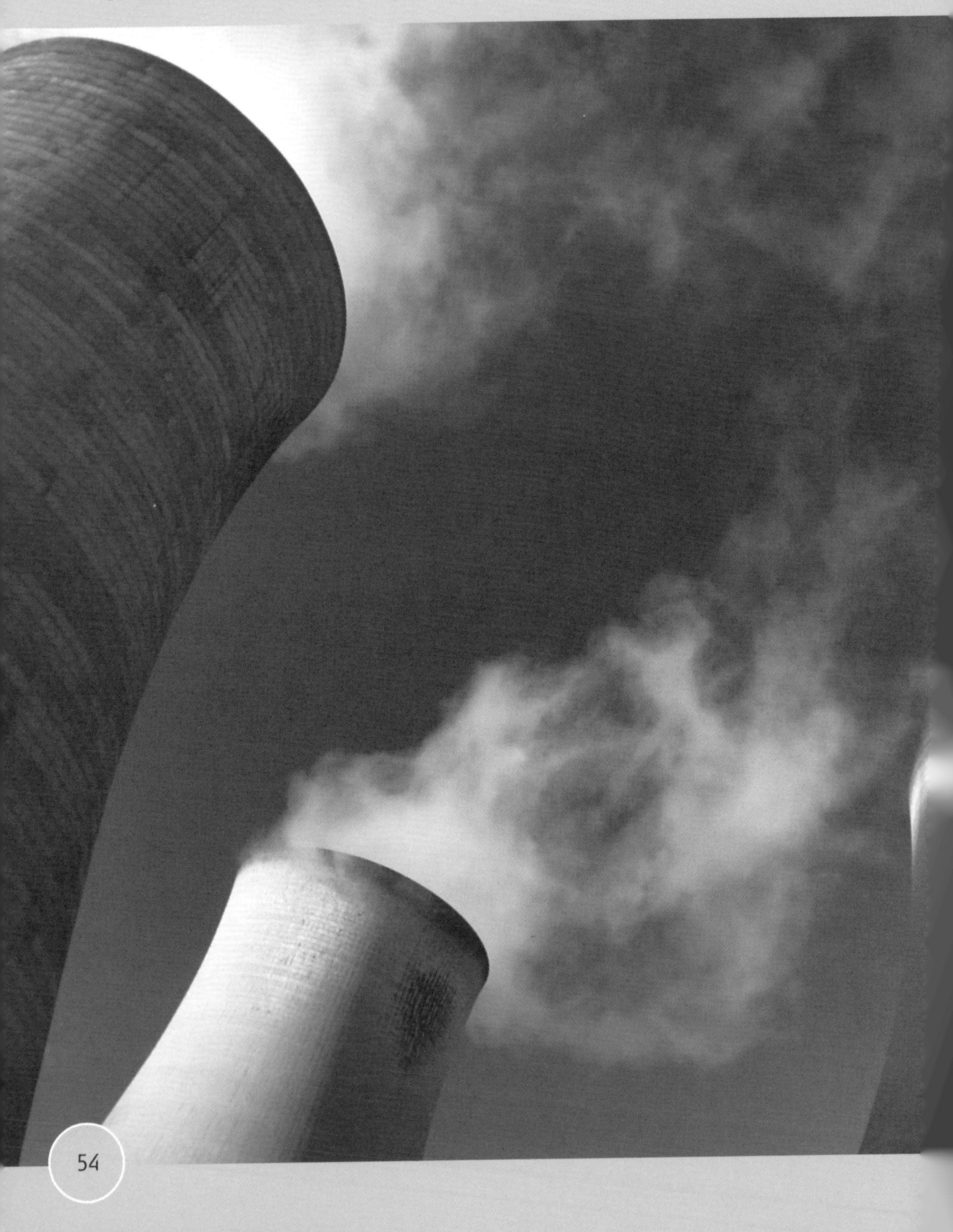

13

Fumando espero...

Es uno de los momentos decisivos de la película. Lauren Bacall y Humphrey Bogart. «¿Sabes silbar, no?», dice encendiendo un cigarrillo. «Sólo tienes que poner juntos los labios y... soplar». Mientras habla, deja salir de su boca una nube de humo.

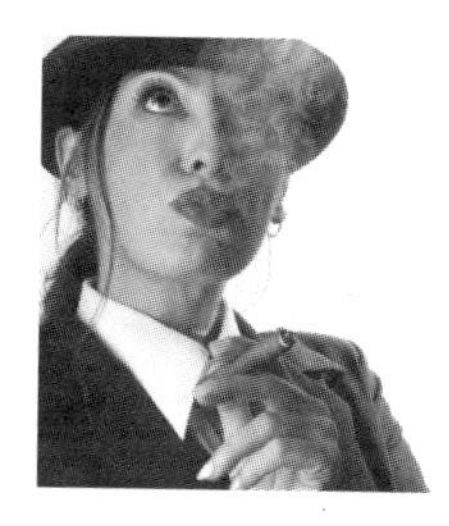

El efecto del humo logra hacerla todavía más misteriosa, más seductora. Lo admito, Lauren Bacall resulta muy elegante y sexy cuando fuma. Pero, lo siento, a ti no te sucede lo mismo.

Siento ser tajante en esto pero hoy en día no hay nada sexy en el tabaco. La razón subyacente es sencilla. El sexo tiene que ver con la vida. El tabaco ahora está asociado a la enfermedad y a la muerte. Estas dos cosas son incompatibles. Entonces, ¿cómo puedes dejarlo? Hay incontables libros que hablan de este tema, los cuales se limitan a hacer patente a los fumadores que lo que quieren es dejar el hábito. Lo primero que debes hacer es no subestimar esta tarea. Dejar de fumar es más duro que dejar la heroína. No puedo hacer una comparación personal, pero sí he dejado de fumar y fue horriblemente difícil.

No lo dejé de golpe. En vez de fumar durante todo el día, sólo fumaba cuando salía. El problema que existe con una droga tan poderosa, es que al final buscaba motivos para salir y así poder fumar. De todas formas, fue un comienzo. También me permitía a mí

Una buena idea...

Cada vez que te apetezca un cigarro, haz cualquier otra cosa. Por ejemplo, bebe un vaso de agua. Logrará que te sientas fresca y limpia y no querrás que tu aliento huela mal. Prepárate un zumo natural en cuanto te levantes por la mañana con algunas rodajas de limón y lima y algún cubito de hielo. Esto también es bueno para que no pongas peso, uno de los mayores inconvenientes de dejar de fumar. Los golpes de hambre son, en muchas ocasiones, golpes de sed disfrazados.

misma fumar durante una crisis. Por muy extraño que resulte todavía tengo sueños llenos de ansiedad en los cuales enciendo un cigarro durante una situación de miedo y después vuelvo a caer de golpe y me convierto en una miserable adicta de nuevo. Y esto me sucede quince años después de haberlo dejado.

Lo más razonable es dejarlo de golpe pero, si no puedes, hazlo paso a paso. Si realmente quieres dejarlo, también lo conseguirás de esta forma. Hay muchos apoyos que puedes utilizar, como los parches de nicotina y los chicles. Habla con tu farmacéutico y pídele consejo sobre lo que es más apropiado para ti.

Si sientes que fumas demasiado, reduce la cantidad de cigarrillos. Intenta bajar de 20 a 19 la primera semana, y continúa hasta que llegues a cinco al día. Cuando sólo fumes cinco al día, podrás abandonar el hábito por completo.

Si ves a alguien fumando, imagina lo que está provocando en sus pulmones, imagina el daño que le están haciendo a su cuerpo e imagina lo mal que deben oler. Para cualquiera que no fume, es un asco completo. Tu aliento huele a rancio, tu ropa apesta, tus dedos están teñidos con la nicotina y tu nivel de forma física está bajo mínimos. Esta horrible tos de fumador de por la mañana no es algo con lo que nadie quiera despertarse. Y ciertamente, no resulta muy atractivo para besar. En otras palabras, es lo más opuesto al sexo.

Sé egoísta y piensa en que vas a sentirte mucho mejor y a tener mucho mejor aspecto. Fumar es el peor factor de envejecimiento al que puedes someter a tu cuerpo. Sólo tienes que pensar en todas esas mujeres que tienen todo el contorno de sus labios llenos de arrugas que les hacen parecer mucho mayores de los que son. También piensa en todo el dinero que ahorrarás. Es un viejo truco pero sigue siendo una buena idea apartar el dinero que hubieras gastado en cigarrillos y gastarlo en un tratamiento especial o en una buena comida en un restaurante. O ahorra durante un mes y lleva a tu amado a un fin de semana fuera. Es una forma mucho mejor de gastar tu dinero.

Otra idea más...

Gasta el tiempo que pasabas fumando mejorando tu forma física con la idea 11, *Mantente en forma.*

También hay muchos sitios web diseñados para ayudarte en tu lucha. Por ejemplo, te dan consejos sobre cómo lidiar con las manos vacías y te proporcionan alentadoras estadísticas. Si deseas comprar tus productos para dejar de fumar *online*, visita varios sitios porque los precios pueden variar. Si crees que necesitas algo de ayuda extra, prueba con la hipnosis; hay muchos CD tanto *online* como en las tiendas tradicionales.

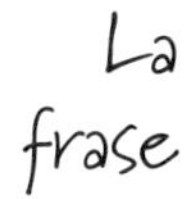

«El cigarro es la forma perfecta del placer. Es exquisito y te deja insatisfecho».
OSCAR WILDE

¿Cuál es tu duda?

P **En lo único que puedo pensar es en los cigarrillos. ¿Qué hago?**

R *Míralo de este modo. Es o los cigarrillos o tú. Sólo tienes una vida y es probable que el tabaco te mate. ¿No es eso un poco estúpido? ¿Merece la pena? Recuerdo una vez que pasé por la planta de enfermos de cáncer en un hospital de Italia. Había un hombre muriendo de cáncer de pulmón en una de las camas y gritaba: «¡Apartad el techo, está cayendo sobre mi pecho!». Cada vez que tengo la idea de encender un cigarrillo pienso en él. Date un poco de tiempo y comenzarás a sentirte mucho mejor. Y tu atractivo subirá como la espuma.*

P **Mi novio fuma. Solía encontrarlo atractivo pero ahora lo odio. ¿Qué puedo hacer para conseguir que lo deje?**

R *Trátalo como a un niño travieso. Recompensas y regañinas. Si fuma, niégate a besarle. Si consigue estar un día completo sin fumar, regálale una sesión sexy. Es muy sencillo y muy efectivo.*

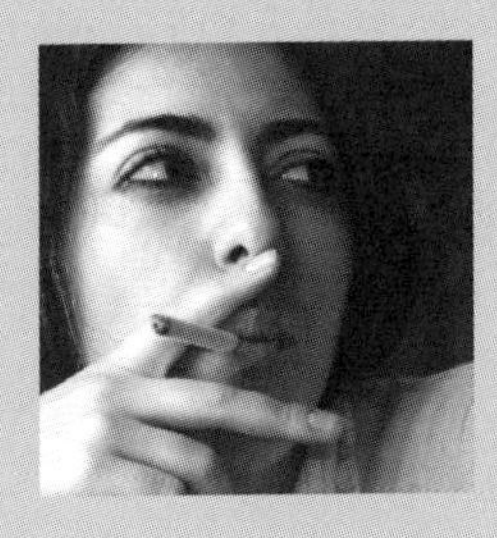

14

Lugares que desbordan sensualidad

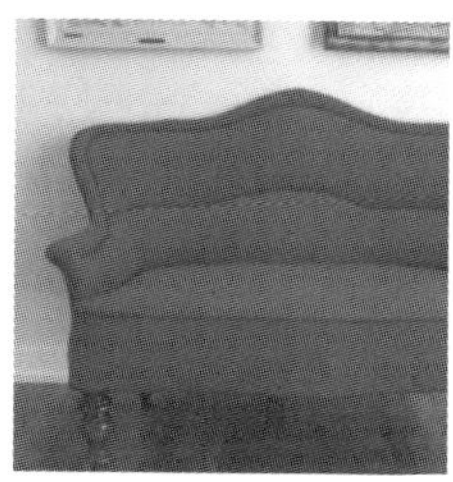

La *chaise longe*..., vaya pieza de mobiliario. Te evoca de forma inmediata sórdidas imágenes del sexo en el siglo XVII. Si no sabes de lo que estoy hablando, echa un vistazo a la película *Las amistades peligrosas* con Glenn Close y John Malkovich.

El sexo en la cama está realmente bien, pero no debes ignorar el potencial de otros muebles para crear ambiente sexual ya que pueden resultar estupendos accesorios.

Si estás aburrida del sexo en la cama, lo mejor que puedes hacer es pensar cómo explotar el potencial del resto de tu casa. Trata de pensar en tus muebles no sólo como en objetos prácticos, sino como en cosas que logran que te sientas mejor cuando entras en una habitación. Casi como te hace sentir un vestido nuevo cuando lo estrenas. Rodéate de objetos bellos y sensuales.

Respecto al asunto de la cama, bien, hay camas y camas. Si hablamos de camas sensuales, la que se lleva la palma es la cama con baldaquín. Este tipo de cama trae a la mente imágenes de largas tardes en la cama, del crujido de sábanas blancas y de lujuria. Es una pieza única de mobiliario que combina lo romántico con lo perverso. En la actualidad,

Una buena idea...

Explora todas las habitaciones de tu casa para encontrar nuevas posibilidades sensuales y piensa en cómo un simple accesorio puede transformar una habitación en una guarida sexual. Invierte en una alfombra de piel para colocarla delante de tu chimenea y te verás transportada a tu propio camarote del amor. Si iluminas tu baño con una docena de velas, lo convertirás en un sensual spa. Las posibilidades son infinitas.

además, los precios son asequibles. Muchas cadenas de muebles las tienen y también algunas tiendas *online*.

La *chaise longe* y la cama con baldaquín son dos clásicos del mobiliario sexy, pero para los más aventureros de vosotros hay algunos clásicos modernos, como el sofá con forma de labios. Este sofá está basado en un diseño original de 1938 al que se le llamó *el sofá de los labios de Mae West* y que fue creado por Salvador Dalí y Edward Jones. Es lo último del *kitsch* más sexy y una pieza indispensable en un apartamento de soltero. Para que haga juego con él, puedes comprar también la lámpara con forma de barra de labios (todo un símbolo fálico).

Pero tampoco debes ignorar lo que tienes ya. Hay muchas formas de lograr que tu mobiliario aparentemente inocente tome un nuevo brillo sexy. Lo primero es pensar en estas piezas como en accesorios para el sexo. De acuerdo, si estás realmente entregada puedes comprar todo tipo de objetos extraños, como la silla hinchable especial para prácticas sadomasoquistas o el columpio del amor (el cual se cuelga del techo y se utiliza para lograr posturas especiales, pero ¿qué le dirás a tus suegros cuando vayan a visitarte y te pregunten para qué son esos agujeros del techo?), pero la improvisación es mucho más divertida. ¿Quién puede olvidar esa fantástica escena sexual de Jessica Lange y Jack Nicholson en *El cartero siempre llama dos veces*? ¿Recuerdas el lugar en el que mantenían relaciones sexuales? En una sólida y antigua mesa de cocina. Jack no necesitaba sillas inflables. Le bastó recostarla sobre la mesa con la harina volando por todas partes para convertir en realidad la fantasía de muchas aburridas amas de casa.

La iluminación también es tremendamente importante. No olvides que para crear la atmósfera adecuada necesitas la cantidad correcta de luz. Estoy segura de que estás de acuerdo con que no hay nada más desalentador que entrar en un restaurante esperando disfrutar de una cena romántica y encontrarte con que el lugar está iluminado con luces de neón. Invierte en luces con interruptores regulables, en lámparas de mesa o en lámparas de pie como alternativa a las luces del techo. Hay muchísima oferta, asequible y chic que puedes comprar en los *outlet.*

Pasa una tarde divertida en casa y sácale partido a tus sensuales muebles. Ve a la idea 23, *En ningún lugar como en casa.*

El olor también juega un papel importante en la sensación que produce una habitación. Gasta un poco de dinero en algunos de esos fabulosos productos que convierten tu casa en un lugar dulce y limpio. Velas, incienso, *sprays* y aceites esenciales pueden dar a tu hogar un aroma muy sensual pero asegúrate de elegir los más clásicos y sutiles y no cualquier ambientador barato. Las velas aromáticas son encantadoras y además crean una luz especial.

«El hogar está donde está el corazón».
Proverbio de finales del siglo XIX

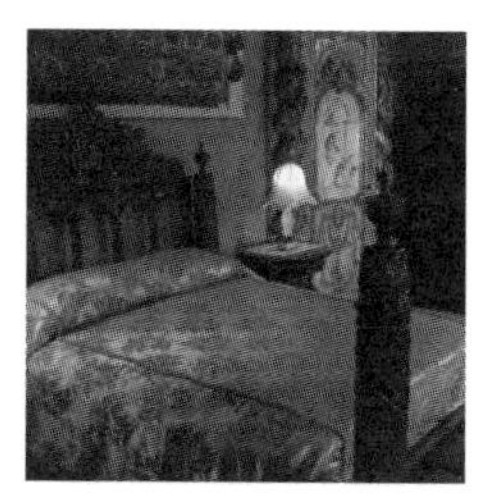

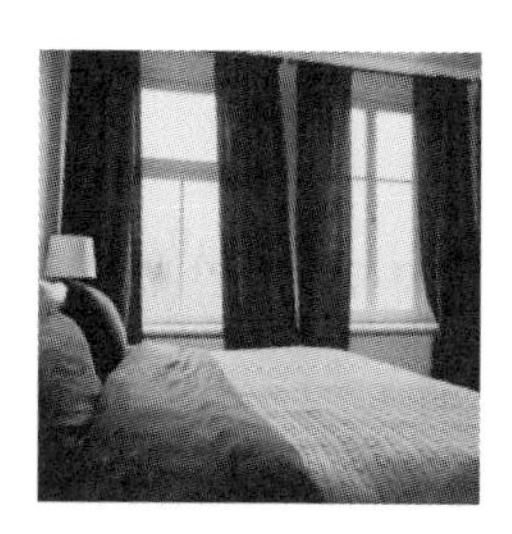

P **Me siento un poco rara trepando por los muebles para tener relaciones sexuales. Mi pregunta es si realmente es una buena idea.**

R *Por supuesto que lo es. Pero no deberías actuar como si lo hubieras estado planeando. Simplemente, aprovecha los momentos oportunos y no pienses demasiado sobre ello. Puedes abalanzarte sobre tu amado, por ejemplo, en el baño y utilizar las cosas que haya en esa habitación. O cuéntale que has estado pensando todo el día en tener relaciones en una silla determinada del salón (de hecho, las sillas son una estupenda elección; él se sienta, ella se pone encima a horcajadas...). Todo lo que necesitas es usar tu imaginación. Abre tu mente.*

P **¿Lo que estás sugiriendo es que compre mis muebles pensando en tener relaciones en ellos?**

R *No, pero deberías comprar muebles que resulten atractivos y te hagan sentir bien, no simplemente la primera mesa o silla que veas en la tienda. Si creas un ambiente sensual en tu casa, lo demás vendrá rodado.*

15

Estilo sexy

Imagen, estilo, *look*. Llámalo como quieras pero necesitas definir el tuyo. Tu estilo es algo que dice mucho de ti.

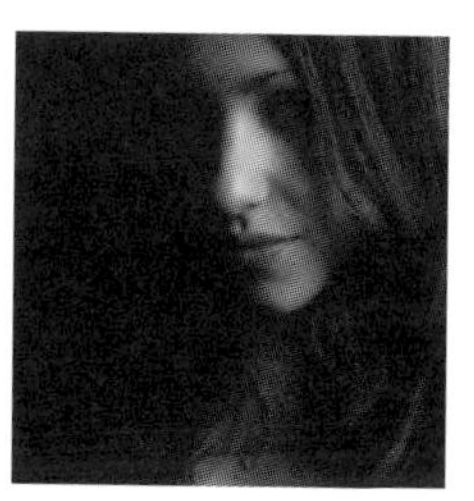

Puedes cambiar algunas cosas, añadir complementos, perder peso, ponerte barra de labios, pero si no rezumas estilo propio, ninguna de estas cosas modificará en absoluto tu atractivo.

Hace poco una de mis amigas se enfadó mucho con su marido. Llevaban casados cinco años y no le dejaba que se pusiera sus antiguas mallas para estar por casa. «Ya sé que no son los pantalones más atractivos del mundo», decía ella, «pero son muy cómodos y a mí me encantan. Él dice que son horribles y que no le gusta nada verme con ellas puestas». Algunas de vosotras pensaréis que es poco razonable, pero en esta ocasión yo estoy de parte del marido. Mi amiga nunca se hubiera puesto sus viejas mallas para su primera cita. Así que, ¿por qué perder tu estilo sexy sólo porque te hayas casado? En realidad, estar casada es incluso una razón más para hacer un esfuerzo, a menos que lo que quieras es que tu marido comience a buscar a otras mujeres más sexy y estilosas en otro lado. Un estilo atractivo es algo que debe ir contigo siempre, es tu imagen propia e intangible. Debes dejar las mallas para esos raros momentos en que estás sola o con tus amigas, las cuales también tendrán otro tipo de ropa cómoda que ya no se ponen pero que echarán de menos.

Una buena idea...

Las camisas transparentes son increíblemente sexy; no importa lo poco que te guste la idea de que es posible vestir insinuando pero sin llegar a mostrar. La tecnología textil ha permitido que existan tejidos que cuando te los pones permiten mostrar de forma nebulosa lo que hay debajo. Pero si esto es demasiado para ti, ponte una chaqueta encima de forma que se pueda imaginar lo que llevas debajo. El encaje constituye también una estupenda alternativa.

De manera que, ¿cuál será el estilo que elijas hoy? Hay tres *looks* clásicos que funcionan bien: el romántico (faldas de flores), el insinuante (ropa corta y ajustada) y el erótico (estupendos tejidos que se pegan a tu cuerpo y lo resaltan). Obviamente, la elección de tu imagen vendrá determinada por el lugar al que vayas a ir o por lo que vayas a hacer. Sería ridículo ir a un paseo por la playa con tu última conquista vistiendo una falda de cuero y unos taconazos. Si necesitas un estilo que sea sencillo, puedes elegir una falda de flores, o unos chinos y una camiseta, una falda suelta y una sudadera de cachemir, y escoger colores suaves como el beige, el azul claro o el rosa.

Para una primera cita en la que se supone que habrá coqueteo, vístete acorde; un top ajustado o una falda corta (pero nunca ambas cosas a la vez), de colores cálidos y apasionados como el rojo; y recuerda que la elección de la ropa interior es crucial.

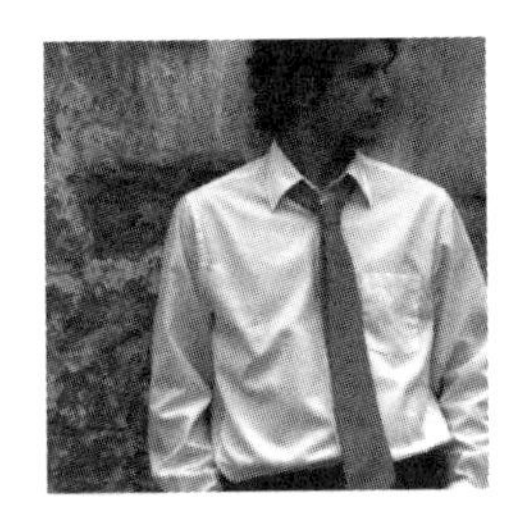

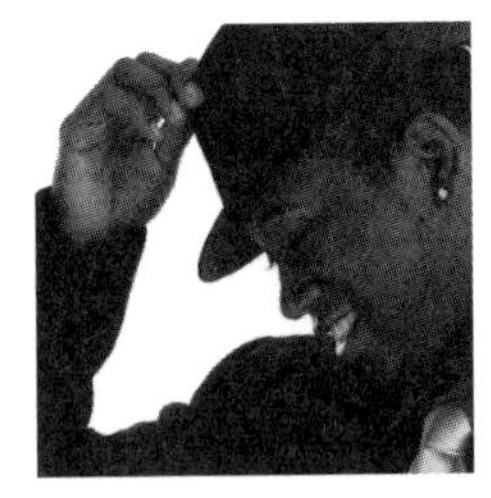

El estilo coqueto de vampiresa no es el más adecuado para una primera cita. Podrías presentar un aspecto demasiado ordinario o facilón, y él podría pensar que es lo ideal para una noche, pero que no es lo adecuado para una relación con proyección de futuro. A menos, por supuesto, que lo único que busques sea una relación erótica de una sola noche, en cuyo caso, ve a por él. Si quieres vestirte de una forma que te garantice que él dormirá contigo puedo decirte que el cuero es una buena opción (sobre todo si es negro), los estampados de animales también son bastante efectivos y cualquier cosa bastante corta y que se ajuste a tu figura. Un generoso escote (si no lo tienes de forma natural, imítalo), cremalleras en sitios estratégicos y tops con cordones.

Otra idea más...

También puedes ser elegante en los momentos de relax; para saber cómo, ve a la idea 19, *Pijamas de franela: ¡No!*

Recuerda que tienes el control completo de la imagen que quieres trasmitir y de las señales que deseas enviar en tu cita. Asegúrate de que no sean las incorrectas pasándote con la elección del top o presentando un aspecto de «anciana tía soltera», porque a algunos hombres esa imagen puede resultarle desagradable. Es mejor no arriesgarse de ninguna forma.

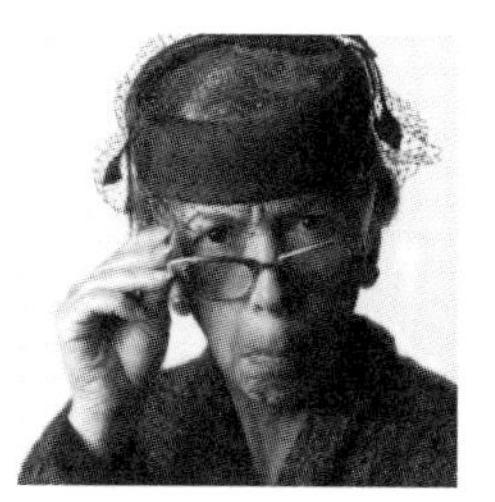

La frase

«Los pingüinos se aparean de por vida. Esto no me sorprende demasiado porque todos tienen un aspecto similar, no creo que vayan a encontrar un pingüino mejor vestido nunca».
ELLEN DEGENERES, humorista

¿Cuál es tu duda?

P **¿Me estás diciendo que debo presentar un aspecto sexy en todo momento? ¿Qué pasa con relajarse un poco para cambiar?**

R *Por supuesto que puedes relajarte, pero hazlo con estilo. No hay nada incómodo en un suéter de cachemir o en una camiseta mona conjuntada con un par de chinos. Además, en la actualidad puedes encontrar una ropa para estar en casa en las tiendas bastante sexy y estilosa que constituye una excelente alternativa a las mallas y al chándal.*

P **¿Qué pasa con el maquillaje?**

R *El maquillaje es crucial. Debería conjuntar con tu ropa. No mezcles un veraniego top de cachemir rosa y una falda suelta con una barra de labios roja; en vez de eso elige un brillo de labios de color pálido. El vestido negro de cóctel puede conjuntar estupendamente con unas tupidas pestañas negras y unos labios rojos. Es obvio que el maquillaje depende mucho de tu color natural y de tu complexión. Si tienes dudas, pídele consejo a un profesional. Cualquier dependienta de la marca Clarins (el equivalente terrenal del cielo) te ayudará. No olvides que el perfume es también importante y que debe ir a juego con tu imagen. Algunos perfumes clásicos van con todo pero si no quieres mandar mensajes contradictorios debes prestarle la necesaria atención.*

16

La música: un afrodisíaco especial

Desde el principio de los tiempos, la música ha sido un gran afrodisíaco. En *Don Giovanni*, el gran hombre seduce a su víctima con un aria irresistible y Marvin Gaye logró que todos nos estremeciéramos al cantar su canción «Sexual healing».

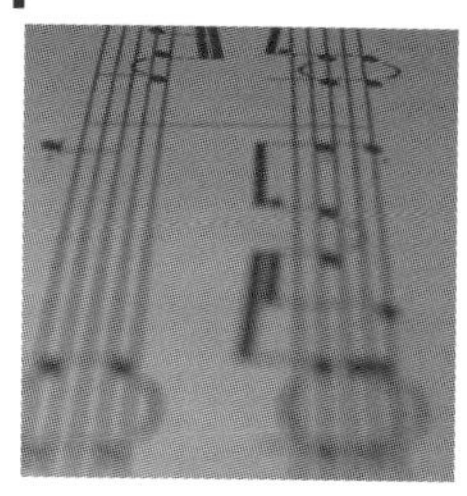

Todo el mundo tiene una canción que le trae recuerdos especiales; suele ser la que sonaba cuando diste tu primer beso o cuando te enamoraste por primera vez.

Cuando no te sientes atractiva en absoluto, la música es tu gran aliada para recuperar el ánimo para el amor. La música puede animar o cambiar tus sentimientos en un instante. Y el recuerdo de un momento supersexy ligado a la música te acompañará para siempre; la memoria musical es muy poderosa. La importancia de la música en el tema sexual no debe menospreciarse. Puede cambiar por completo la forma en que te sientes. Puede facilitar o dificultar una situación. Ya sea la música clásica o la popular la que te anima, es la forma más sencilla de llevarte desde el «no estoy interesada» al «me muero de ganas de ir».

Imagina que estás preparada para esa cita tan importante. Es por la noche. Una cena en tu casa. ¿Qué música eliges para preparar el ambiente? A mí me gusta la música clásica, pero no la pondría durante largo tiempo porque sé que a mucha gente no le gusta. La

Una buena idea...

Si vas a organizar una cena seductora con tu amado, prueba con algo clásico. Quizás sea inteligente evitar la ópera, porque puede resultar algo chillona y estropear un momento íntimo. Prueba con el *soul* para una noche de sexo salvaje y con la samba brasileña cuando quieras algo sexy y apasionado. Algo apacible que suene de fondo puede funcionar bien para el aperitivo: sólo debes asegurarte de que no sea tan suave que logre que os quedéis dormidos.

pieza más seductora de ópera para mí es el aria de *Don Giovanni* que seduce a Elvira. Tiene un movimiento y un ritmo que logra que quieras ir a la cama con el mismo Don. Él le dice que le dé la mano y le explica la forma en que ella dirá que sí. Ella afirma que se siente apenada por su prometido. El Don le dice que él cambiará su vida. Pero, ten cuidado, si terminas besándote con esta música puedes tener un rudo despertar cuando la tierra se abre y el infierno se aparece para llevarse al malvado seductor al final, ya que le volumen sube demasiado. Una opción más relajante es el Concierto para Clarinete de Mozart, que es mi pieza favorita de música para cualquier ocasión. La primera vez que la escuché fue en un *walkman* y estaba tumbada en la piscina en uno de los primeros viajes al extranjero que hice con mi marido. Me pareció la más perfecta pieza musical jamás escrita; fluida, seductora, encantadora. Escúchala y dime si no te conmueve. Quizás la reconozcas pues es la melodía que suena cuando Meryl Streep y Robert Redford bailan en la terraza en *Memorias de África.*

Siempre puedes invitar a tu pareja a bailar, no necesariamente Mozart, pero ¿qué tal un *blues* sexy y lento? No debes prepararlo demasiado, sólo baja un poco la iluminación, quita los muebles que estorben, pon tu melodía favorita y lánzate. Mejor todavía, hazle un *striptease* seductor. Quizás suene un poco raro pero tengo una buena amiga que lo hizo en una ocasión en una habitación de hotel de Praga mientras sonaba el *Ave María* de Schubert. Si no lo conoces, escúchalo de inmediato. Posee una fabulosa construcción y la mezcla entre la calma, la seducción y el drama lo hace perfecto para desnudarse. ¡Seguramente no era la intención del compositor al escribir su homenaje a la Virgen María! Si no sabes cómo desnudarte puedes copiar algunos trucos de las especialistas. Hay muchas películas sobre *strippers*, como *Striptease* de Demi Moore o toma ejemplo de los franceses. Los grandes almacenes más grandes de este país alquilan chicas del club *Crazy Horse* para que enseñen a sus clientas cómo quitarse la ropa interior de forma seductora. Alquila *Molin Rouge* y copia algunos movimientos de Nicole.

Otra idea más...

Haz tu propia música. Aprende a tocar un instrumento musical en la idea 20, *Tócala otra vez.*

Si te sientes capaz, seduce a tu pareja con tu propia música. Mis suegros conocen a un hombre que solía dar serenatas a su esposa cada noche desde un gran piano que tenían al final de las escaleras. Desgraciadamente esta pareja ya no está con nosotros, pero a mí me gusta pensar que donde quiera que estén él sigue ofreciéndole a ella sus serenatas. Nunca es demasiado tarde para aprender a tocar el piano y no hay nada que te garantice que vas a ganar más puntos que la habilidad de deslizarte despreocupado sobre el teclado de un piano y ofrecerle una melodía a tu amado.

La frase

«Si la música es el alimento del amor, sigue tocando».
WILLIAM SHAKESPEARE, *Noche de Reyes*

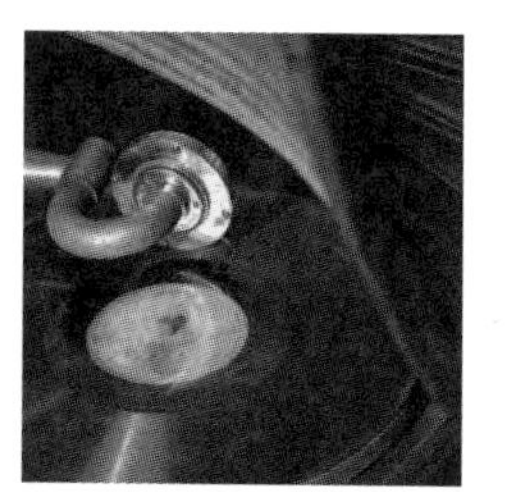

P **La persona a la que estoy intentando seducir es un amante de la música. ¿Cómo puedo impresionarle?**

R *Llévalo a la ópera en la primera cita. Recuerda a Richard Gere y Julia Roberts en Pretty Woman. Él la lleva a ella a ver La Traviata y ella queda completamente impresionada. La ópera es un estupendo afrodisíaco cuando es buena. Recuerdo haber asistido de pie a una representación completa de Eugene Onegin en Glyndebourne y me enamoré por completo de mi cita, incluso a pesar de que no pudiera pagar los asientos.*

P **Me resulta muy embarazoso hacer un *striptease*. Pienso demasiado en lo que estoy haciendo. ¿Cómo puedo perder mis inhibiciones?**

R *Bueno, todos nos sentimos así, excepto, supongo, los profesionales. Mi primer consejo es que te tomes una copa antes. Pero no bebas demasiado, no hay nada más desgarbado que una bailarina borracha que se tropieza con los tacones mientras trata de quitarse las medias. El segundo consejo es que atenúes las luces. De hecho, lo mejor es que las apagues y que enciendas algunas velas. Como consejo final, relájate y déjate seducir por el ambiente y por la música. Recuerda que la clave para resultar sexy es la confianza en una misma. Sabes que puedes hacerlo. Saca a la seductora que llevas dentro.*

17

Coquetea, coquetea, coquetea

No hay nada, y quiero decir nada, tan sexy como alguien que coquetea de la forma adecuada. Puede lograr que sientas hormigueos en los dedos de tus pies y que te tiemblen las piernas.

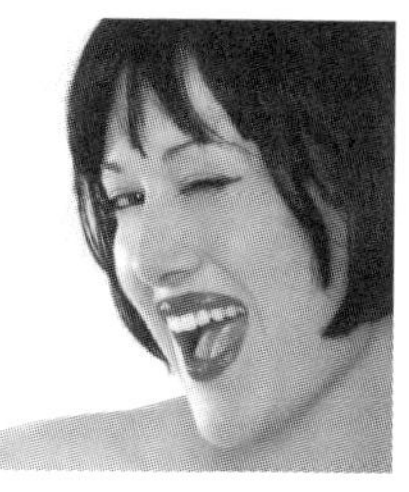

Sorprendentemente, cuando conoces a alguien por primera vez la impresión inicial que provocas depende en un 55% de tu apariencia y de tu lenguaje corporal, en un 38% de tu forma de hablar y sólo en un 7% de lo que realmente llegues a decir.

Coquetear o transmitir que te gusta alguien depende de toda una serie de cosas que no están ligadas a tu discurso. El factor más importante son los ojos. Piensa en cuánto tiempo mantienes el contacto visual con la gente. Normalmente, lo limitamos a breves miradas. Esto sucede porque, en realidad, el tiempo que dedicas a mirar a alguien a los ojos es un indicador de una intensa emoción. De hecho, lo habitual es que constituya un acto de amor, de deseo o de odio. Puedes usar esta reticencia general a mirar a los ojos como una ventaja. Puedes mostrar tu interés en alguien con un simple contacto visual cuando te lo cruzas en una habitación, manteniendo la mirada durante un segundo más de lo que harías por norma. (No mucho tiempo más o acabarás pareciendo una lunática).

Una buena idea...

Cuando sonrías intenta transmitir el sentimiento de «estoy tan feliz hablando aquí contigo» de una forma completamente natural, por supuesto. Alguien que da la impresión de disfrutar sinceramente de tu presencia es alguien al que resulta difícil resistirse.

Si tu «víctima» mantiene el contacto entonces hay posibilidades de que sienta algo similar a lo que sientes tú y de que vuestras trayectorias se crucen en un futuro no muy lejano. Un contacto ocular inicial acompañado de un movimiento de cejas (por ejemplo, elevar tu ceja brevemente) puede ser mortal. Obviamente, si te has sometido a un tratamiento de botox durante el último mes, no tendrás esta opción (y no te recomiendo que lo intentes, tu ceja podría quedarse levantada de forma perpetua).

Una vez que vuestras miradas se encuentren, necesitas comenzar a pensar en otras cosas además de en los ojos. Por ejemplo, en la distancia corporal que impones. En la Europa continental, la zona llamada «espacio personal» es más pequeña que en Gran Bretaña, así que si hablas con un hombre español y él se coloca muy cerca de ti, no debes asumir que esté coqueteando contigo. Puede ser simplemente la manifestación de su cultura y no significar una atracción física. Sin embargo, en el Reino Unido si te acercas más de dos pasos, entras en la zona de coqueteo. Si no estás segura de si la persona está coqueteando, prueba a acercarte un poco y observa la reacción de tu interlocutor. Si él retrocede y cruza los brazos delante del pecho, puedes estar segura o de que es tremendamente tímido o de que no está interesado en ti. Las piernas cruzadas son otro síntoma de que no eres la ganadora, así como llevarse la mano a la nuca. Si tu objeto de deseo se inclina hacia ti y comienza a imitar tus posturas, entonces las cosas van en el camino correcto.

Obviamente, debes tener en cuenta que estas cosas que puedes observar en los demás, tú también las haces para mostrar tu interés en otra persona. Otra cosa que deberías hacer (sobre todo si lo que te apetece es dormir con él) es mostrarte animada. Usa los gestos, sé activa y muestra mucho interés en lo que esté diciendo: a los hombres les encanta que una mujer esté pendiente de cada una de las palabras que sale de su boca. De todas formas, las chicas debéis tener cuidado en no animar demasiado a un hombre a que os cuente su vida entera. Quizás él actúe como si su vida fuera la más fascinante del mundo pero, créeme, no es una buena idea.

Otra idea más...

Ahora que ya sabes coquetear, aprende a ser estupenda en la cama. Ve a la idea 41, *Sexo sexy*.

Cuando las cosas comiencen a calentarse, puedes intentar una pequeña aproximación física. No estoy hablando de que te abalances sobre él, ni mucho menos, sino de un suave y efímero roce de tu mano con su brazo. Si eliges un acercamiento adecuado, las cosas pueden ir más deprisa, pero es necesario que tengas cuidado. Si se realiza demasiado pronto puede arruinar el ambiente y es posible que lo espantes. Por último, piensa sobre tu habilidad para flirtear con las palabras. Lo que dices es importante (obviamente) pero también lo es el tono de tu voz. La simple y corta palabra «hola» puede tener diferentes connotaciones según se pronuncie. Puede transmitir que estás aburrida o que estás encantada. Recuerda que cuando se trata de primeras impresiones tu forma de hablar tiene una influencia mucho mayor en la reacción de la gente que lo que digas.

La frase

«Simplemente un inocente coqueteo no llega a ser adulterio, sólo adulteración».
LORD BYRON

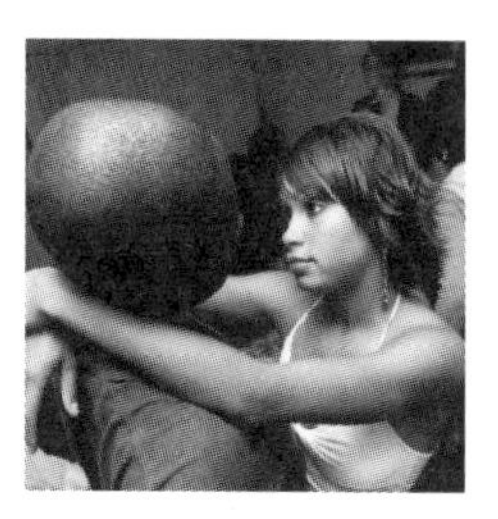

¿Cuál es tu duda?

P **Soy un desastre coqueteando. ¿Qué puedo hacer?**

R *Sal y practica con alguien que sea ligeramente atractivo y que te encuentres, no tiene por qué ser alguien en el que estés interesada. Practica con el vendedor de periódicos, con el camarero, con el revisor del tren. Cuanto más lo hagas, más cómoda te sentirás y ganarás en confianza día tras día. Y sobre todo, observa lo que funciona y lo que no. Aprende del ensayo/error.*

P **¿Está bien flirtear con los maridos de otras?**

R *Sí, por supuesto. Es una de sus funciones. Como dice Byron, no es adulterio. Flirtear consigue que nos sintamos más atractivos, jóvenes y confiados si es recíproco. Puedes hacerlo, pero siempre con cuidado de no traspasar los límites. Podrías acabar viéndotelas con una esposa enfadada y ese no es tu objetivo.*

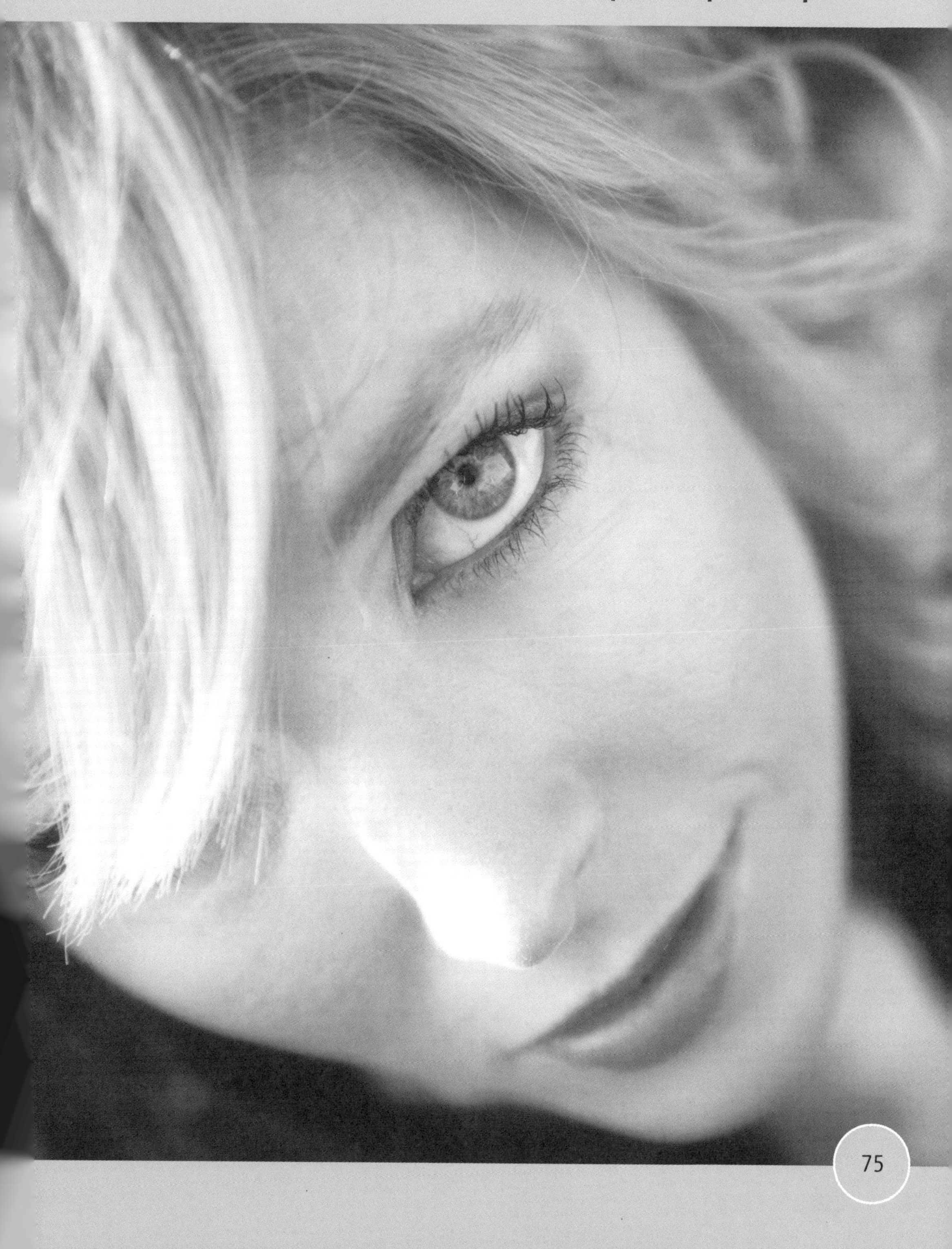

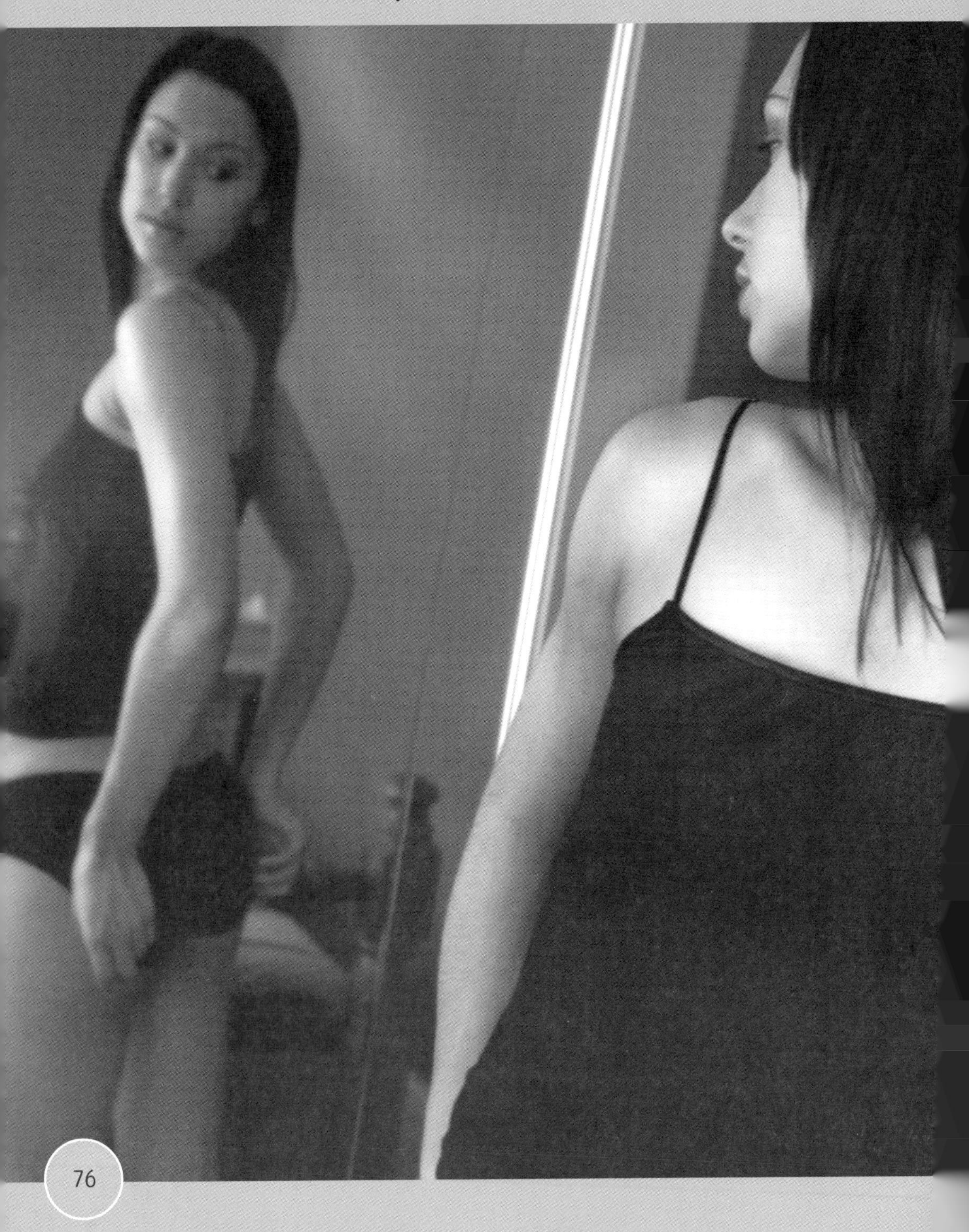

18

Trucos para el gran día

Por fin ocurrió: la cita que has estado esperando durante seis meses va a suceder. El hombre de tus sueños va a encontrarse contigo, sólo contigo, para pasar una velada completamente romántica y va a pasar... esta noche.

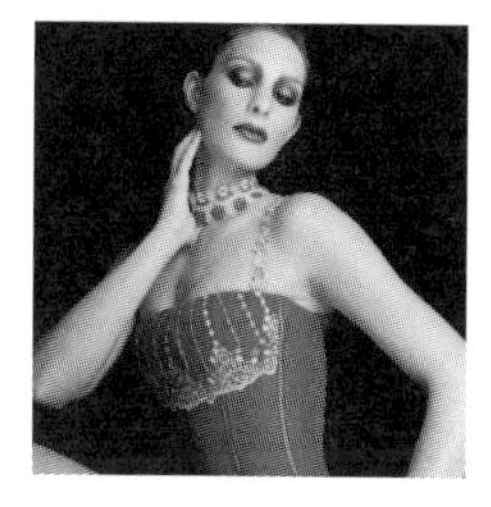

Ayuda. Todavía no puedes meterte en aquellos pantalones para los que juraste adelgazar hace años. Tu cintura está lejos de ser la ideal y tienes sólo tres horas para remediarlo.

No tiene ningún sentido hacer dieta ahora. Tienes que echar mano de la faja. ¿Recuerdas a Bridget Jones? Lo que hace básicamente esta prenda milagrosa es comprimir tu carne y reducir tu cintura. Puedes encontrarlas de todas las formas y tamaños con atractivos nombres como «adelgazante corporal» o «modeladores». Pueden encontrarse en la web o en los grandes almacenes. También puedes elegir esos pantalones remodelantes. «Muy milagrosos, pueden (y lo consiguen) hacerte perder un par de centímetros de la cintura y evitar que siga pareciendo que estás embarazada de cuatro meses», dice India Knight en uno de sus libros, «y además ocultan de forma fantástica la carne que sobra».

Una buena idea...

La sección de cosméticos también puede resultar de ayuda. Autobronceadores, sérums reafirmantes y con efecto *lifting* y exfoliantes, todos pueden realizar su pequeña contribución. Prueba esas cremas que prometen un efecto revitalizante instantáneo. Aplícalas en aquellos trozos de piel que vayas a mostrar y disfruta con el brillo.

Otra opción menos restrictiva son las medias. Muchos fabricantes venden líneas de medias adelgazantes que son fantásticas, pero que cuesta mucho quitarse debido a su acción compresora. (Los pantalones de ese material parecido al neopreno tampoco son fáciles de quitar; si te los pones tendrá que ser en una cita muy determinada. En pocas palabras, son piezas de ropa interior pensadas para estar estupenda con la ropa puesta, no para seducir).

Una prenda que puede ser adelgazante y seductora al mismo tiempo es el corsé. Una vez tuve un corsé de la diseñadora Viviente Westwood que provocaba un efecto completamente sorprendente en mi inexistente pecho. Como resultado, me sentía increíblemente sexy cuando me lo ponía y además reducía de forma considerable la cintura. La última vez que me lo probé (tres niños y quince años después) la cintura cerraba con demasiada dificultad como para resultar halagador, así que ahora está en la caja de los disfraces. Ahora compro los corsés de Chantal Thomass. Mi favorito es el de piel de leopardo (es la crisis de la mediana edad). Puedes encontrar sus productos en grandes almacenes y en tiendas de lencería de todo el mundo. Uno de sus corsés te costará alrededor de 175 euros, pero merece la pena por el efecto que logra en tu cintura y en tu pecho. Vístelo con vaqueros y con suéter de cachemir para conseguir un impacto mucho más sexy.

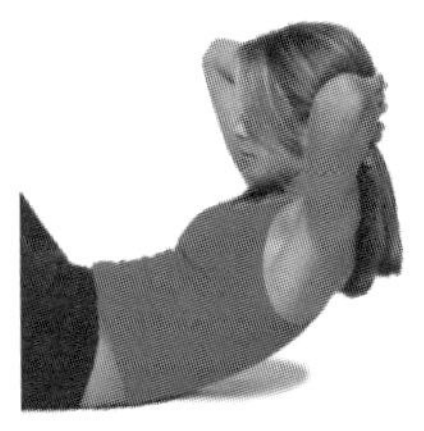

Tampoco hay que olvidar el top corto. Los sujetadores reductores pueden contribuir a que tu figura se vea más esbelta. No es una prenda que yo utilice, pero una de mis amigas sí lo hace porque tiene el problema de tener un exceso de carne que se le agolpa debajo del elástico el sujetador y aparece en extraños e incómodos lugares. Mi consejo es que te coloques tu sujetador reductor y luzcas tu pecho con orgullo. Los hombres adoran los pechos, es algo que no tiene discusión. Para aquellas de vosotras que tienen poco pecho o un pecho inexistente (como yo) existen los sujetadores que realzan y los Wonderbra. Ésta es una pieza esencial del guardarropa. En ella es aconsejable hacer una buena inversión, porque las piezas baratas no suelen ser efectivas.

Otra idea más...

Si dispones de más tiempo para ponerte en forma, ve a la idea 25, *La oportunidad del deporte*.

El atractivo reside por completo en la confianza y estos accesorios te ayudarán a sentirte estupenda y reforzarán tu ego.

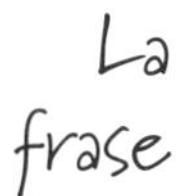

«El amor es sólo un sistema para conseguir que alguien te llame cariño después del sexo».
JULIAN BARNES

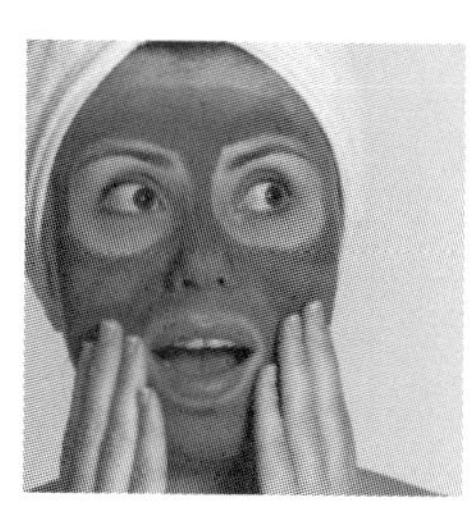

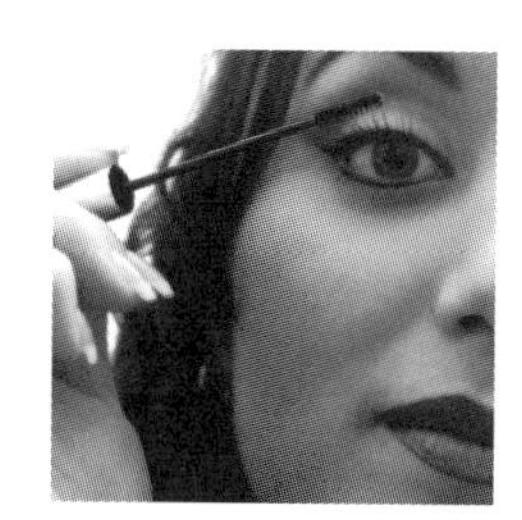

¿Cuál es tu duda?

P **¿Qué consigues poniéndote esos horribles pantalones compresores si cuando te los quites él verá lo que hay realmente debajo?**

R *Es una buena pregunta, pero la imagen de ti entrando y saliendo de la habitación con aspecto sereno y esbelto le acompañará para siempre. La imagen lo es todo en el juego de la seducción. Cuanto mejor te sientas en cuanto a tu aspecto, más confiada y atractiva parecerás. Te prometo que merece la pena hacer la prueba porque esos pantalones compresores hacen maravillas y, de forma milagrosa, sigues siendo capaz de respirar cuando los llevas puestos. Cuando llegue el momento de desvestirte, baja la intensidad de la luz o, aún mejor, ¡apágala del todo!*

P **¿Qué tal la idea de no comer nada en todo el día de la cita? ¿Seguro que parezco más delgada, no?**

R *Quizás, pero también conseguirás emborracharte con la primera copa de vino, que se te vaya la cabeza y que te caigas cuando te levantes para ir al baño. No darías muy buena impresión. De ninguna forma debes atiborrarte, come de forma moderada y, bajo ningún concepto, comas ajo. También debes tener cuidado con aquellas comidas que te hinchen (como algunas frutas o verduras) y evitarlas en lo posible. El agua con gas provoca el mismo efecto. Evitar bebidas con gas es un consejo básico, pero vale para todo el tiempo, no sólo para justo antes de una cita. Otra cosa que debes evitar porque tiene el mismo efecto es el chicle. Lo ideal es comer algo ligero como una carne magra o pollo antes de la cita, así evitarás estar hambrienta y conseguirás mantener tu figura.*

19

Pijamas de franela: ¡No!

Hace frío fuera. De hecho, también lo hace dentro. Todo lo que deseas hacer es enfundarte en tu enorme pijama de franela y acurrucarte en la cama.

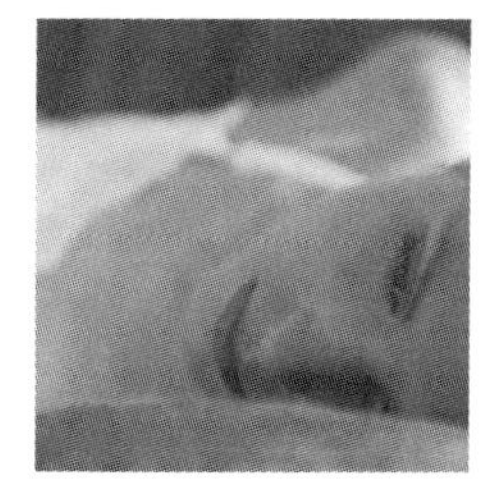

Pero no puedes, no si quieres ser sexy.

Cuando le preguntaron qué se ponía para acostarse, Marilyn Monroe respondió: «Chanel Nº 5». Al decir esto, no estoy sugiriendo que te vayas desnuda a la cama en pleno invierno, pero siempre hay maneras de evitar que parezcas un peluche. La clave está en la seda. No hay nada más cómodo y cálido que un pijama de seda. De acuerdo, quizás no haya tampoco nada más caro, pero si es de buena calidad te durará para siempre y podrás ir a la cama con un aspecto fantástico y resultar tremendamente acogedora. Respecto al tema de qué ropa ponerse para dormir, una amiga me dejó helada en una ocasión cuando se gastó más de 600 euros en un camisón largo de cachemir de Ralph Lauren. Pensé que había perdido la cabeza. Por menos dinero puedes ir al Caribe. «Podría haberlo hecho», me dijo, «pero esta prenda me durará para siempre». Quince años después, aún lo tiene y se conserva impecable. Suelto, ligero, suave y, al mismo tiempo, tremendamente cálido. El paraíso. Pensándolo de otra forma, ha invertido unos 50 euros al año en pagar la prenda y yo ahora desearía haber comprado uno también.

Una buena idea...

Cuando duermas sola (ya sé que no te ocurre con frecuencia porque eres una diosa sexual...), somete a tus manos y a tus pies a un intenso programa de hidratación. Aplícate una crema espesa en tus pies y en tus manos y date un buen masaje. Debes hacerlo cuando ya estés en la cama, para que no resbales por los pasillos. Otro buen truco (recuerda, sólo para cuando no estés acompañada) consiste en ponerte una mascarilla facial y dejártela toda la noche y ese día intenta irte temprano a la cama. Se dice que una hora antes de la medianoche, vale por dos de después de las doce.

La ropa de cama es un buen tema sobre el que pensar. Hace que nos vengan a la cabeza un montón de imágenes. Quizás te resulte difícil de creer, pero el tipo de ropa que te pongas por la noche puede definir tu imagen. Si vas a la cama vestida como una conejita de «Playboy», lo más seguro es que te traten como a una de ellas. Ahora incluso las cadenas de ropa tienen ropa de dormir sexy, así que no tienes excusa para seguir metiéndote en la cama con la ropa de una vieja solterona. Está muy bien que trabajes todo el día para conseguir estar atractiva, pero resulta esencial mantener la misma imagen por la noche también. Esto es aplicable incluso para cuando estés sola, porque te ayudará a reforzar tu propia imagen de criatura sensual. No te abandones y te limites a ponerte esos pantalones grises de pijama (que una vez fueron blancos). Sé creativa, sexy e inventa algo diferente. Puedes comprar todo tipo de prendas bonitas y chic para ir a la cama. Los camisones cortos, por ejemplo, que tienen cortes muy sencillos y están adornados simplemente con un lazo o dos, son una estupenda elección incluso si están hechos de algodón. Pero escógelos de buena calidad. El poliéster y otras fibras artificiales no permiten que tu piel respire y aunque está bien sudar en la cama, debería ser por el esfuerzo no por un exceso de calor. Elige fibras naturales como el algodón o la seda, sea cual sea su diseño. La única excepción para esta regla es cuando estés buscando el *look* de conejita, el cual tiene que ser necesariamente rojo, brillante y totalmente artificial (de todas formas, no es probable que lo tengas puesto durante mucho tiempo).

Yo tengo especial predilección por esos pantaloncitos cortos estilo francés con la parte de arriba a juego. Pueden ser muy sencillos y terriblemente monos (son indiscutiblemente sexy, especialmente los de algodón). Tienen la ventaja de que no parece que estás haciendo esfuerzo alguno por resultar sexy y además resultan originales y son muy populares entre los hombres a los que les encanta todo lo francés.

Otra idea más...

Prepárate para una noche temprana con un baño relajante y reconfortante. Lee la idea 24, *El arte del baño.*

También puedes seguir la receta de Marilyn Monroe y no ponerte nada para ir a la cama excepto tu perfume favorito. Para este plan, necesitas estar suave, lisa y perfectamente limpia o el efecto se echará a perder. Si quieres conseguir una piel especialmente suave, puedes exfoliarte antes, preferiblemente con guantes especiales. De hecho, si lo haces tres veces por semana te sorprenderás del resultado. Después de la exfoliación, debes calmar la piel aplicando una loción especialmente hidratante o un aceite corporal. Tampoco debes abusar del perfume, porque en la cama el olor resaltará un poco más que en cualquier otro sitio. Prueba a aplicarlo en el aire de la habitación y a caminar por la bruma que queda. Así conseguirás emplear la cantidad perfecta.

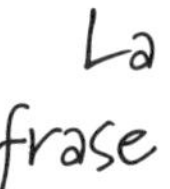

«Como haces tu cama, así te la encuentras».
Proverbio francés de finales del XV

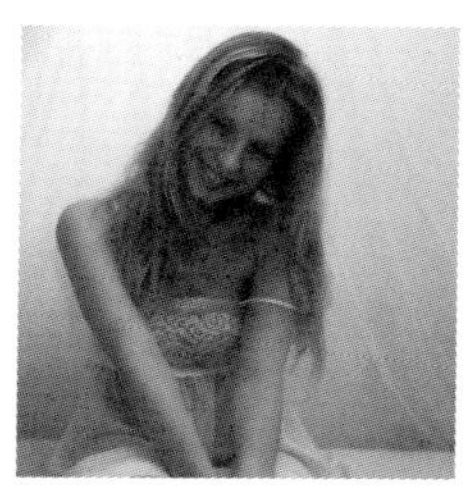

¿Cuál es tu duda?

P **¿Seguro que todo esto merece la pena? ¿No está oscuro de noche?**

R *Error, por supuesto que tiene sentido. Toda tu imagen es importante, cualquiera que sea el momento del día o de la noche. Si te sientes estupenda, tendrás más confianza de día y de noche. Y de cualquier forma, por la mañana habrá luz.*

P **Algunas de estas prendas son realmente caras. ¿No es un desperdicio gastarse esa cantidad de dinero para ir a la cama?**

R *No pienses que es sólo para ponértelo para ir a la cama. Gastamos una cuarta parte de nuestras vidas dormidos y probablemente más en la cama. Es un tiempo importante de tu vida y necesitas estar correctamente vestida. Obviamente, necesitarás estarlo para ser correctamente desvestida.*

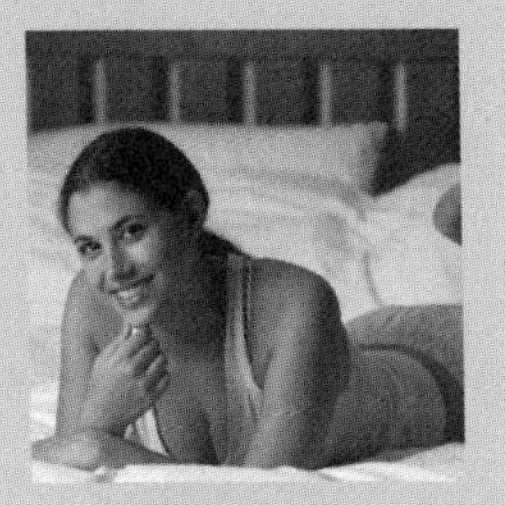

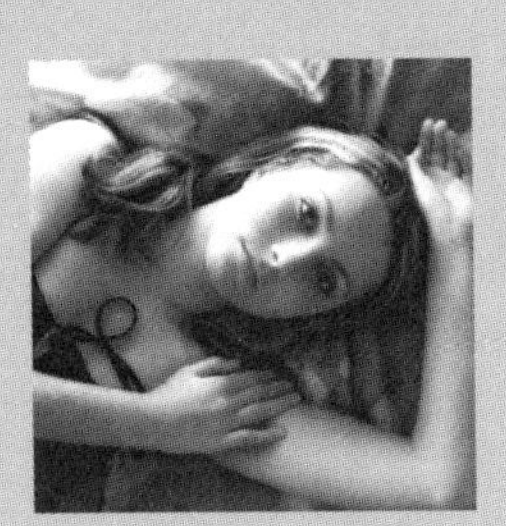

20

Tócala otra vez

Había una razón por la que tocar el piano solía ser una cualidad esencial para atraer a un marido.

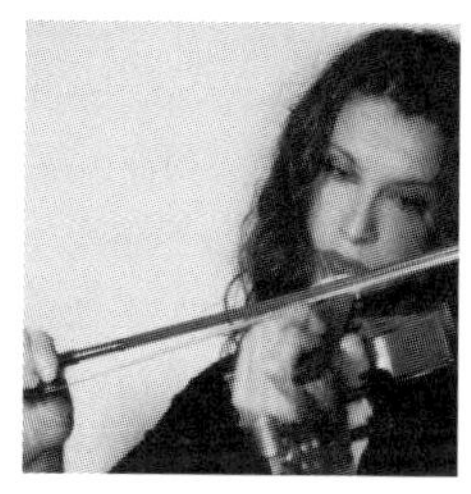

Las personas que tocan un instrumento resultan muy atractivas cuando lo hacen y aquellos que lo hacen bien envían el mensaje de que son sensibles y apasionados, cualidades que se transfieren al dormitorio y logran que parezcas infinitamente sexy.

Las cosas han cambiado, pero no hay razón para ignorar el poder de la música. Hace poco asistí a una comida en casa de unos amigos. Tenían hijas adolescentes y todas ellas, como cabría esperar, nos ignoraban por completo, hasta que uno de los hombres de nuestro grupo comenzó a tocar la guitarra eléctrica (nunca viaja sin ella). De repente, una de las adolescentes comenzó a tocar su batería, la otra acompañó con su propia guitarra eléctrica y las dos miraban sobrecogidas a mi amigo, que es un músico extremadamente bueno. «Soy un imán», sonrió mientras la canción *Wonderwall* salía sin esfuerzo alguno de sus dedos. Quizás tenía razón, pero aquello sólo ocurría porque ellas se veían atraídas por su habilidad para producir música.

Una buena idea...

Si no te apetece ir a clases, trata de aprender a través de Internet. Hay muchas páginas que ofrecen una lección gratis para comenzar. Te aconsejo que la primera melodía que aprendas sea una de tus canciones favoritas. Cuando escuches las primeras notas, eso te animará para continuar. Es sorprendente lo rápido que puedes progresar.

La música es algo que le gusta a casi todo el mundo. Así que tocar un instrumento no es como ser capaz de volar en ala delta, habilidad esta última que sólo te hará popular entre un pequeño grupo de personas. Puedes entretener, seducir, impresionar, divertir y emocionar a la gente sólo con una canción. Ser musical es algo que atrae a la gente y resulta un logro positivo que es importante que cultives. Puede ser también increíblemente sexy. He visto cómo algunos hombres prácticamente se deshacían al asistir a un concierto de las mejores violonchelistas del mundo. La pasión y la fuerza que ella transmitía resultaban sorprendentes e inspiradoras. Además era una mujer muy bella, pero piensa en Luciano Pavarotti, cuya voz puede definirse como un instrumento en sí misma. Es un hombre tan obeso que casi no puede moverse y atrae innegablemente a las mujeres como un imán.

Así que, ¿qué puedes hacer si no tocas un instrumento musical o tienes un oído horrible? ¿Centrarte en otras habilidades? No, de ninguna manera. El amigo del que he hablado antes comenzó a aprender a tocar la guitarra en la treintena. Se las arregló para aprender solo y ahora toca como si lo hubiera hecho toda la vida. Aprender a tocar un instrumento musical es posible a cualquier edad. Y como cualquier talento o cualidad, logra que seas mucho más atractiva. Yo comencé a aprender a tocar el piano cuando tenía treinta años y progresé mucho más rápido de lo que imaginaba. Me sentí feliz cuando logré tocar una melodía completa. Con la música no hay dudas, sólo puedes extraer cosas buenas de aprender a tocar un instrumento. Es un reto y resulta gratificante y divertido.

El tipo de música que te gustaría tocar es lo que te ayudará a elegir el instrumento. Si deseas algo versátil, decídete por la guitarra o el piano. Recuerda que es más duro sacar una nota decente de unos instrumentos que de otros, así que si quieres sentir que progresas con rapidez y que puedes tocar canciones pronto, evita instrumentos complicados como el violín, el trombón o la gaita.

Otra idea más...

Si todavía no eres capaz de tocar un instrumento musical, entonces pasa la noche bailando. **Ve a la idea 4, *Márcate un baile sexy*.**

Los instrumentos musicales pueden resultar muy caros, así que a menos que estés completamente segura no inviertas en un arpa o en un gran piano. Si quieres probar con un instrumento concreto, hay muchas tiendas que los alquilan (frecuentemente son nuevos, además) y puedes elegir la opción en la que después del pago de unos plazos el instrumento puede ser definitivamente tuyo. Como orientación, los precios de alquiler mensual son equivalentes a lo que te costarían dos botellas de vino para un instrumento pequeño como una flauta. Cuando quieras comprarlo, en Internet puedes encontrar precios muy competitivos. El sitio SigNetMusic.com está ubicado en el Reino Unido, proporciona los precios en euros y dólares americanos y sirve sus pedidos a cualquier parte del mundo.

Si quieres recibir lecciones, una media hora te costará también el equivalente a dos botellas de vino. Los estudiantes universitarios de música suelen ofrecer clases particulares en su tiempo libre (como otros estudiantes, no suelen estar muy bien de dinero) y seguramente cobren algo menos que los profesionales (a quizás se conformen con el vino).

La frase

«Sea cual sea mi ocupación, no puedo dejar de dedicarle tiempo a la música y a las mujeres».
SAMUEL PEPYS

Cuando hayas progresado lo suficiente, considera la opción de unirte a algún grupo, orquesta o banda de tu localidad. Allí quizás encuentres otras personas parecidas a ti y atractivas, ¿quién sabe?

P No creo que pueda hacerlo. ¿No es como intentar aprender otro idioma?

R Sí, eso es justo lo que diría Barry White, el lenguaje del deseo... Pero no hay duda de que merece la pena. Date una oportunidad. Contrata diez clases del instrumento que elijas y observa cómo te desenvuelves. Quizás descubras un talento oculto.

P ¿Seguro que no sonaré como un aficionado el resto de mi vida?

R Eso depende mucho de la cantidad de esfuerzo que estés dispuesta a dedicar. Como ya he dicho, un amigo mío comenzó a tocar la guitarra a los treinta y ahora lo hace sin ningún esfuerzo. Probablemente no sea una buena idea elegir algo complicado como el chelo, así que prueba con algo más sencillo como la guitarra o el banjo. No te rías, cuando el banjo se toca bien es realmente excitante. ¡Te lo prometo!

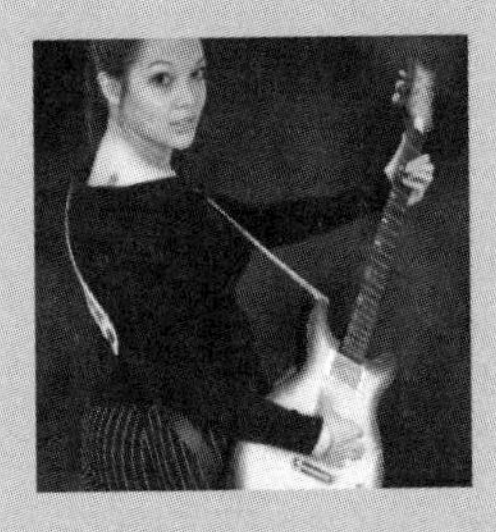

21

Alimenta tus deseos

Cocinar es el nuevo sexo. Nos lo demuestran todos esos nuevos y excitantes cocineros famosos. Son maestros en los gustos, en la cocina, en los preparativos, en cortar y en freír y lo hacen con tal facilidad que logran que permanezcamos pegadas a la pantalla.

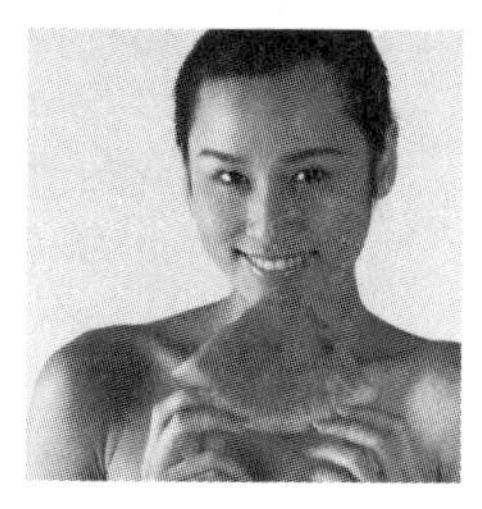

¿Cómo vas a aprovechar algo de esta seductora cocina con estilo para ti?

Cocinar es todo un número uno cuando hablamos de seducción. Las mujeres adoran que cocinen para ellas, les hace sentir que las cuidan y las protegen. Y todo el mundo sabe que a los hombres se les conquista por el estómago. Pero no es del todo cierto. Nuevas investigaciones sobre el tipo de comida que hace feliz a cada uno de los dos sexos han mostrado que a las mujeres prefieren los aperitivos (más fáciles de preparar) y los hombres las comidas. Las asocian con ser amados. Así que cocina para tu amante y nunca te equivocarás.

Como buena anfitriona sexy, no puedes estresarte. Así que la clave es la preparación. Haz todo lo que puedas el día antes. Algunas cosas, como el tiramisú por ejemplo, es necesario prepararlas con antelación porque están mucho más ricas si reposan toda una noche. Cuando estés planeando lo que vas a servir, elige platos que puedan prepararse con antelación y que puedas limitarte a recalentar (o descongelar) antes de comer.

Una buena idea...

No hay necesidad de complicar las cosas. ¿Qué resultaría más sexy que un helado de vainilla de alta calidad con salsa de chocolate caliente vertida por encima? Es lo más sencillo del mundo de elaborar, sólo tienes que romper una tableta de chocolate negro extra en un bol (asegúrate de que tenga al menos un 70% de cacao), coloca el bol en una cacerola con agua hirviendo, apaga el fuego y deja que se deshaga lentamente. Si te queda muy espeso, añade un poco de nata justo antes de quitarlo del fuego y, como toque final, unas escamas de almendras tostadas. Tres afrodisíacos en el mismo plato. Perfecto.

Pero, ¿qué darle para comer? ¿Cómo podemos definir una comida sexy? Una comida sexy es cualquier comida que sabe bien y que tiene buen aspecto y que requiere una cierta cantidad de preparación. Crudités con salsas, por ejemplo, pueden ser sexy. Son sanas, sabrosas y la forma de comerlas resulta muy seductora. Haz palitos de zanahoria, pepino, calabacín o rábano. El brócoli y la coliflor pueden provocar gases, lo cual no es bueno para una atmósfera de fiesta y se aleja totalmente de lo que puede considerarse sensual.

Lo que cocines, por supuesto, dependerá de la estación del año en la que estés. Si están disponibles, las ostras son siempre una buena opción ya que se supone que son afrodisíacas y todo el mundo las percibe como sexy. Casi no tienen calorías, están llenas de proteínas y son muy ricas en cinc, el cual se dice que potencia la fertilidad masculina, la potencia y la libido, ya que es esencial para la producción de esperma. Una sola ostra contiene la cantidad diaria recomendada de zinc para un hombre. El chocolate contiene un ingrediente que aparentemente hace que aumente el riego sanguíneo en los genitales y las sustancias químicas del cacao sólido aumentan el deseo sexual. Un afrodisíaco más sorprendente es el apio, que contiene androsterona, la hormona masculina. Las investigaciones sugieren que si los hombres comen apio, sudarán androsterona y, por lo tanto, atraerán a las mujeres, algunos dicen que el apio también estimula la glándula cerebral que controla las hormonas sexuales. El ginseng, el clavo, las uvas, el hinojo, las almendras, los plátanos, las nueces, el jengibre, el chile, los chícharos, la vainilla, las frutas del bosque (fresas, arándanos, moras están llenas de vitamina C y E que hace aumentar la libido) y los espárragos son todos estimulantes del deseo.

Otra idea más...

Ahora que ya has aprendido el arte de la cocina sexy, prueba el de la bebida. Ve a la idea 51, *Las copas*, para obtener algunos consejos.

Hay muchas dietas basadas en alimentos afrodisíacos. Se centran en la idea de que comer cosas que están llenas de los nutrientes que tu cuerpo necesita para hacer frente al estrés, el cansancio y las alteraciones hormonales (cosas todas que pueden hacer que tu libido descienda) te mantendrán en forma. Mantén una dieta saludable durante al menos siete días, aumenta tu consumo de agua y no bebas alcohol o limita la cantidad. Incluye muchas frutas y verduras, especialmente frutas rojas, que puedes comer con yogur o con cereales. Otras comidas altamente atractivas pueden ser la ensalada *nicoise* (con judías verdes y anchoas entre otros ingredientes), los espárragos, el queso feta y la tortilla de albahaca, las gambas a la plancha, la pechuga de pollo asada con tomates cherry, albahaca y ajo o los filetes de salmón con pasas, jengibre y piñones. Si comes todas estas cosas, verás que piensas mucho más en el sexo que normalmente. En mi próxima fiesta, sólo cocinaré comida afrodisíaca y observaré qué pasa.

La frase

«Es la buena comida y no las bonitas palabras lo que me mantiene vivo».
MOLIÉRE

¿Cuál es tu duda?

P ¿Cómo puedo parecer serena y sexy con la cocina llena de comida y revuelta por todos lados?

R *La clave para divertirse está en la preparación. Debes hacer tanto como puedas el día antes, y el resto antes de que la gente llegue. No gastes mucho de tu preciado tiempo limpiando la casa de forma meticulosa, porque nadie se dará cuenta. Asegúrate también de disponer al menos de una hora entre la preparación y la llegada de los huéspedes para relajarte, ducharte y arreglarte.*

P ¿Qué pasa si sólo somos dos?

R *Entonces debes ponerte realmente sexy. Piensa en* Nueve semanas y media, *en otras palabras, en comida que podáis daros el uno al otro y diviértete. Un buen ejemplo son las fresas, con o sin nata, el helado, preferiblemente alguno realmente apetitoso con muchos condimentos, como esponjitas derretidas en el fuego. Los espagueti también pueden resultar muy seductores para comer, pero de forma elegante por favor y sin cucharas (pregunta a cualquier italiano).*

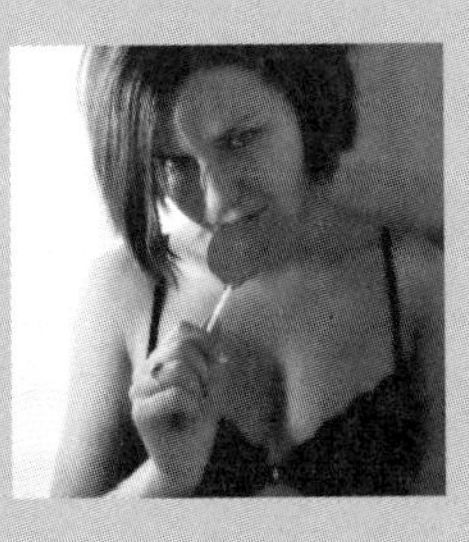

22

Que el encanto perdure

No es difícil sentirse sexy al comienzo de una relación. Ese primer beso es una de las cosas más memorables de la vida. Sólo el roce de la mano de tu amado logra que subas a las nubes.

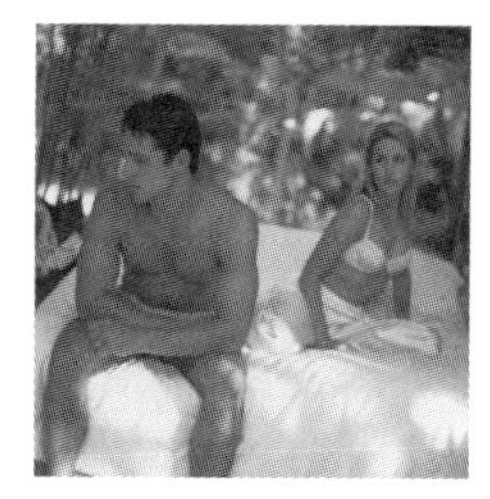

Pero este tipo de intensidad no dura para siempre. Tristemente, se va con el tiempo y la familiaridad. ¿Qué puedes hacer para recuperarla?

Una vez leí una historia sobre una pareja que había estado unida durante años y se habían aburrido el uno del otro. Una noche ambos fueron a una fiesta. Por alguna razón, ella terminó desnuda en la cama del anfitrión. Las luces se apagaron, él entró y se metió en la cama con ella. Tuvieron un sexo fabuloso y después se dio cuenta de que con quien había estado había sido su marido. Es un poco rebuscado, pero la moraleja es que el buen sexo no tiene por qué acabar. Todo está en la cabeza. Esa gente no se había acostado el uno con el otro durante meses. El mero hecho de pensar que estaban con otras personas hizo que aquel encuentro fuera fabuloso.

Una buena idea...

Una noche cualquiera, sentaos y recordad. Analizad vuestra primera cita, qué llevabais puesto, dónde fuisteis, el lugar en el que hicisteis el amor. ¿Cómo hablaba él, recuerdas algo especial que dijera? ¿Recuerdas que ella llevaba una falda especial y cómo movía su pelo? Este ejercicio debería traeros recuerdos felices y haceros recuperar el encanto de los pensamientos lujuriosos.

Así que necesitáis afrontar el hecho de que sois una vieja pareja aburrida y comenzar a pensar en todas aquellas cosas que solían volveros locos al uno por el otro. Todavía sois las mismas personas, aunque un poco mayores y más conocidos, sólo tenéis que redescubriros el uno al otro.

Si estás casada o estás viviendo con alguien y tenéis niños, quizás no te resulte fácil encontrar tiempo para redescubriros. Si pudierais viajar juntos y solos al menos una vez cada tres meses sería fantástico. No es sólo el hecho de estar solos el importante, también el estar alejado de todos los problemas y ocupaciones de una casa. Es muy difícil sentirse sexy cuando de todo lo que puedes hablar es de tuberías estalladas, niños enfermos y facturas por pagar. Trabajas durante todo el día, llevas la casa y caes exhausta en la cama. No hay mucho tiempo para el sexo. Intenta pensar en el sexo como en una prioridad y busca tiempo para él. Olvídate de la colada, de la plancha y de ver horas de televisión por la noche: ponte algo de ropa interior sexy, en vez de eso, seduce a tu marido. ¿Qué puede haber más importante que eso?

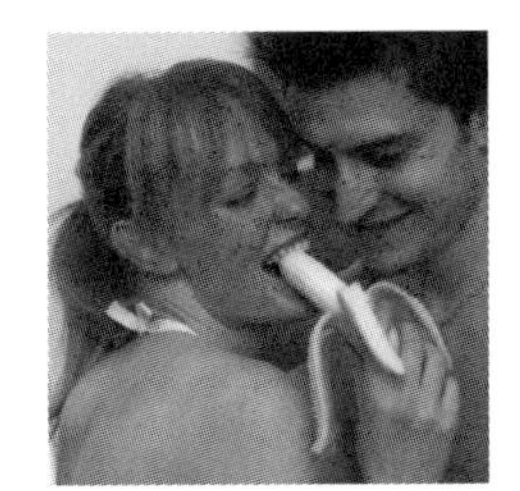

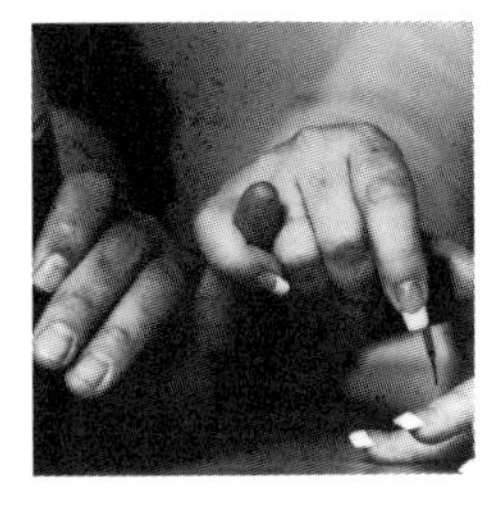

Hay muchas pequeñas formas de hacer tu vida diaria un poco más sexy. Intenta añadir un poco de chispa a tu vida pensando que cada día está lleno de oportunidades sexy. Amplía tus horizontes, por ejemplo, no pienses en el baño sólo como en un sitio en el que ducharte, sino también como en un lugar donde recuperar el encanto de tu romance.

Otra idea más...

Encuentra trucos para hacer más excitante tu relación, en la idea 39, *Échale sal a tu vida.*

Ser sexy no consiste sólo en tener buen aspecto. Tengo unos amigos que se han divorciado recientemente. El marido es un adicto al trabajo que tiene su propio negocio, mientras que la mujer no trabaja. «Sencillamente he perdido el respeto que le tenía» me dijo él. «No puedo soportar verla perder el tiempo y no conseguir nada. Parece que no posee ninguna ambición, que no se respeta a sí misma ni a su condición personal. Además, no tiene temas de conversación, aparte de qué vamos a comer o de lo que han hecho los niños en el colegio». Suena duro pero le comprendo en parte. No le importa que su mujer no trabaje, lo que le importa es que haya dejado de usar su cerebro. Hay muchas personas que no desean nada más que el lujo de quedarse en casa y criar a sus hijos, lo cual es fantástico siempre que no olvides que cuando te casaste eras una persona interesante y que debes asegurarte de continuar siéndolo.

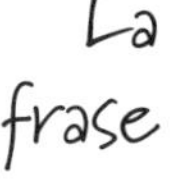

«Algunas personas nos preguntan el secreto de nuestro largo matrimonio. Sacamos tiempo para ir a un restaurante dos veces por semana. Un poco de cena con velas, música y baile. Ella va los martes y yo voy los viernes».
HENRY YOUNGMAN, humorista americano

P **No consigo que me interese el sexo con mi marido. Sencillamente, es la última cosa que me apetece hacer. ¿Cómo puedo remediarlo?**

R *Lo primero que debes hacer es no culparte por ello. Quizás estés cansada o estresada o mil cosas a la vez. Pero puedes cambiar la forma en que te sientes. Si crees que es una situación realmente desesperada, ve al médico, a un psicólogo o a alguna terapia alternativa. Los médicos especialistas en homeopatía pueden tratarte con medicinas que aumentan tu libido. Si piensas que es algo que puedes solucionar sola, afróntalo. A veces ese pensamiento de tener que hacer un esfuerzo para tener relaciones sexuales es lo peor en tu situación. Déjate llevar y no pienses en nada, te saldrá solo.*

P **Alguien me dijo una vez que deberíamos tener una cita. Para mí es ridículo porque vivimos juntos. ¿Es una idea descabellada?**

R *No, créeme. Vuestras vidas están ocupadas y la última cosa a la que dedicáis vuestro tiempo es a estar el uno con el otro. Organiza una cita y disfrútala. Logrará que te sientas especial y mejorará vuestra relación. Podéis quedar para salir un día temprano del trabajo y tomar una copa en el camino a casa, encontraros para almorzar y quedar en el baño de vuestra casa...*

23

En ningún lugar como en casa

Las parejas deberían hacer un esfuerzo para salir juntos de casa y hacer cosas. De otra forma, tu pareja será un mueble más de la casa y eso nunca va a ser bueno para vuestra vida sexual.

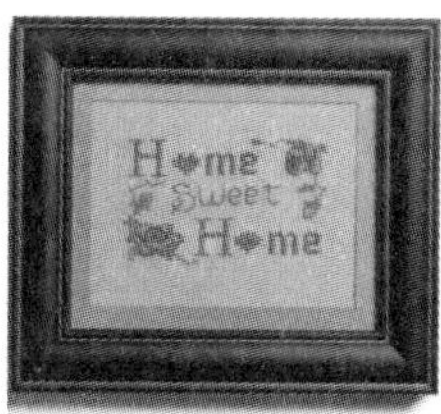

Sin embargo, hay una excepción: cuando planeas una cita en vuestra propia casa. Un pequeño esfuerzo de vuestra parte y tendrás la mejor cita, y la más barata, de tu vida.

Esta idea funciona para todas las parejas, pero es especialmente sexy cuando ya lleváis un tiempo juntos. Si tenéis niños, tenéis que sacarlos de casa para esa noche especial. Envíalos a pasar la noche con sus amigos (lo que les encantará) o con un voluntarioso pariente o vecino. Incluso aunque tus niños se duerman temprano, es importante conseguir que la privacidad sea completa. Las casas se sienten de diferente forma cuando no hay niños en ellas, incluso cuando no están visibles, y te sentirás más desinhibida sabiendo que estáis completamente solos.

Lo que hagas con este tiempo precioso es cosa tuya, pero recomiendo fuertemente que lo primero sea convertir tu casa en un palacio del amor. Es sorprendente cómo un poco de preparación puede transformar ese lugar en el que vivimos todos los días en un sitio

Una buena idea...

Cuando no puedas organizar una velada como ésta, una opción válida es ir a la cama temprano y cerrar la puerta con llave. Es importante invertir en unas buenas sábanas de algodón egipcio, en un edredón nórdico y en fundas de almohadas (el algodón tiene un tacto estupendo y se hace más suave cuanto más lo lavas). Coloca algunos pétalos de rosa sobre la cama, ilumina la habitación con velas aromáticas, echa las cortinas y relájate. No olvides descolgar el teléfono.

especialmente sexy. Lo más importante es la iluminación. Están completamente prohibidas las luces en el techo y cualquiera que esté más alta que vuestras cabezas. Pon pañuelos sobre las lámparas o enciende al menos doce velas para crear una atmósfera agradable (de todas formas, ten cuidado con el fuego). Retira de la vista todos los signos de la vida familiar como los juguetes de plástico o las fotos; no quieres que nada te recuerde tu apasionante vida como madre. Haz todo lo que puedas para que tu casa sea un lugar sexy, limpia el espacio de carteras o carpetas que recuerden el trabajo. Asegúrate de que las habitaciones tienen una temperatura cálida y agradable.

Ten a mano algo de comida sensual, podéis estar hambrientos después. Puedes centrar la velada en una cena romántica para dos, pero no lo aconsejo especialmente. En primer lugar, será la comida lo que tome más relevancia y uno de los dos os tendréis que levantar para ir a por el siguiente plato. En segundo lugar, podéis quedar con el estómago lleno y desear ir a la cama, pero sólo para dormir. En vez de eso, comed algo temprano y prepara algo de comida sexy por si os apetece, como unas fresas con nata, alcachofas con mantequilla, helado; comidas de las que podáis picar, o que os podáis dar el uno al otro de forma picante.

Una vez terminados los preparativos, daos un tiempo para arreglaros el uno para el otro (un poco de preparación en este sentido alimentará el suspense). Debes hacer el mismo esfuerzo que si fueras a salir de casa. Bebe sorbitos de champán mientras te preparas y piensa cosas picantes.

Vamos ahora a por lo más importante de la noche que es que os centréis por completo el uno en el otro. Aquí tienes algunas ideas para comenzar:

Otra idea más...

Para obtener más ideas sobre cómo crear un ambiente sexy en casa, prueba la idea 14, *Lugares que desbordan sensualidad.*

- Si sois una pareja que necesita volver a conectar, tomad una copa y tened una charla delante del fuego. Pero que no sea una conversación sobre la factura del gas o las perspectivas laborales. Sólo os está permitido hablar de vuestra relación, y para ir sobre seguro, sólo de las cosas buenas de la misma. Una buena idea es charlar sobre los recuerdos de cuando os conocisteis: el primer beso, la primera cita, la primera relación sexual.
- Imaginad que sois dos extraños que os habéis encontrado en una fiesta. Bebed una copa y volved a contaros vuestras vidas desde el principio. O inventa a otra persona y actúa como si fueras alguien diferente, esa persona que siempre has considerado divertida. Esa es una buena forma de dejar ver a tu pareja otro aspecto de tu personalidad, lo cual puede ser muy sexy.
- Tener sexo en todas las habitaciones de vuestra casa. No olvidéis el jardín, si es que lo tenéis.
- Jugad un *strip* póquer.
- Satisface tu fantasía. Elige un par de escenarios que te atraigan y actúa un poco: un jefe y su secretaria, el doctor y su paciente, el fontanero y la frustrada ama de casa. Unas cuantas propuestas pueden ayudar, así como unas bebidas.
- Tomad un largo baño o una ducha de vapor juntos.

La frase

«La mayoría de nosotros optamos por la sencilla opción de dejar que la vida amorosa pase sin hacer esfuerzos. El poco tiempo que pasamos juntos es cuando ya estamos cansados y distraídos. Quiero decir, los mismos viejos movimientos, las mismas antiguas posturas y es por eso que al final el sexo termina siendo aburrido».
LAURA CORN, autora de *bestsellers* dedicados al sexo

¿Cuál es tu duda?

P **No tenemos ningún familiar cerca con el que podamos dejar a los niños. ¿Alguna sugerencia?**

R *Encontrar un sustituto debe ser una tarea prioritaria para ti, aunque, hay que admitirlo, te llevará algo de tiempo encontrar a alguien con quien dejar a los niños en quien confíes al cien por cien. Si tienes buenos amigos, mira cómo puedes arreglarlo. Otra buena idea es compartir los cuidados de los niños con otra pareja que esté en vuestra misma situación. Unos se quedan los niños un fin de semana y a los otros les toca la siguiente. Con tiempo es posible organizar que los niños duerman con algún amigo, aunque debes tener en cuenta que a algunos padres no les gusta la idea y que depende también del niño. Pero, aunque no puedas encontrar la solución para tener la casa para ti una noche completa, al menos debes arreglártelas para contratar a una niñera unas horas, y eso será suficiente.*

P **¿No pensará mi pareja que lo organizo en casa para ahorrar?**

R *Si eres tacaña normalmente, lo hará. Si eres generosa, no. Ser tacaño no es nada sexy, pero para todas aquellas que penséis que el romance consiste en gastar dinero, mi consejo es que penséis en la calidad y no en la cantidad. Si tu pareja te envía un ramo de flores al trabajo, que haya costado cuarenta euros, pero que te alegre un lluvioso miércoles, será un dinero estupendamente gastado. Lo único que importa es que os demostréis que pensáis el uno en el otro.*

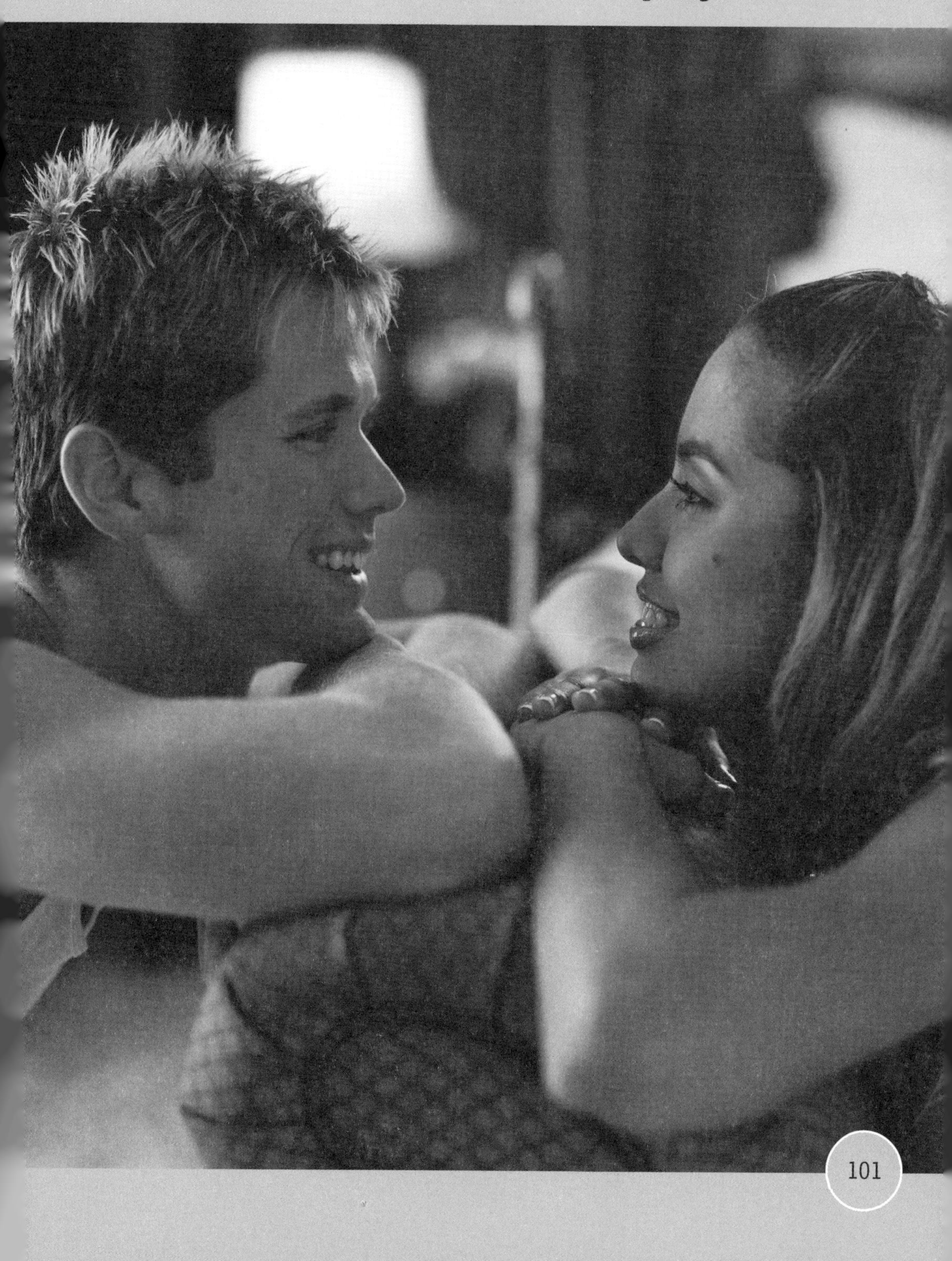

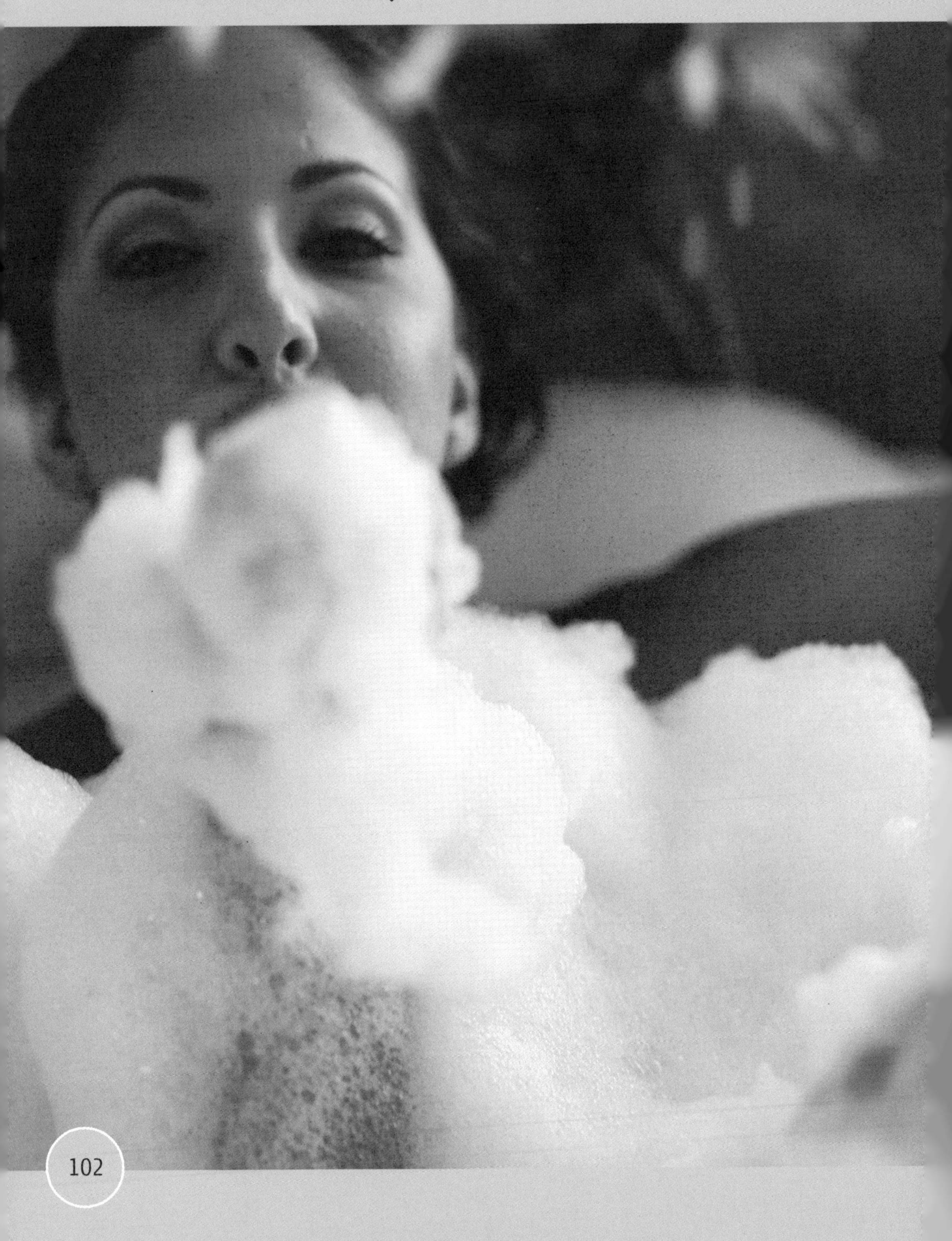

24

El arte del baño

Siempre hay algo inolvidable en tu primer baño con alguien.

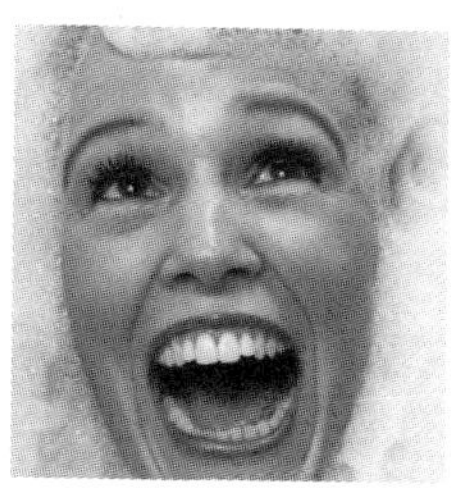

Puede ser uno de los momentos más románticos y eróticos de una relación.

Sólo el hecho de tomar un baño logrará que te sientas mejor y cuando estás de mejor humor es mucho más probable que te sientas sexy. La serenidad, la calma, las velas aromáticas. Es la mejor forma de borrar todos los problemas del día y de recuperar tu tranquilidad interior.

Así que, ¿qué es lo que crea esa atmósfera sexy y adorable? Bueno, una parte muy importante es la iluminación correcta. Las velas son la clave: colócalas alrededor de la bañera si tienes sitio, en el estante de la ventana o incluso puedes poner velas flotantes en el agua. También es necesario que la temperatura sea adecuada, el agua debe estar templada y acogedora, la habitación cálida. No hay nada peor que salir del baño como una langosta seca porque el agua estaba demasiado caliente.

Si estás preparando un fantástico y relajante baño sólo para ti, esto es lo que tienes que hacer. Mientras lo preparas, quítate el maquillaje y la pintura de las uñas. Después date un buen cepillado en seco. Esto permite eliminar la piel muerta y estimula la circulación.

Una buena idea...

Si tienes la piel seca, echa un poco de aceite corporal en el agua del baño. Con un poco es suficiente, no eches demasiado o acabarás resbalosa y pringada.

Comienza con la plantas de tus pies y sigue hacia arriba, siempre frotando en la dirección del corazón. Enrolla una toalla templada sobre tu cabeza o cubre tu pelo con un gorro de baño. Después, aplícate un tratamiento facial de tu elección; los hidratantes son especialmente buenos mientras te relajas.

Una vez que estés preparada, echa al agua del baño tus productos favoritos. Hay, literalmente, cientos de productos para elegir. Si haces mucha espuma te sentirás realmente glamorosa y también puedes probar a añadir una pequeña cantidad de aceites esenciales de *ylang-ylang* o pachuli, ya que se dice de ambos que tienen propiedades afrodisíacas. Mezcla unas gotas de este aceite en un poco de leche antes de añadirlas al baño para asegurarte de que se dispersan de forma adecuada en el agua. Los aromas se extenderán por toda la habitación.

Pon algo de música tranquila. Enciende las velas y apaga las luces. Sumérgete en el baño, recuéstate y relájate. Una vez que lleves diez minutos relajada es el momento de empezar a cuidarte los pies y de quitar todas esas células muertas. Después ponte de pie y exfóliate. Una vez que hayas terminado, tendrás que salir porque el baño estará lleno de restos de producto. Lo ideal es tomar una ducha para aclarar tu pelo y limpiar cualquier resto de crema exfoliante o de tratamiento facial restante. Si puedes aguantarlo, termina con una ducha fría que te dejará completamente renovada.

Después de secarte, aplícate una mezcla de loción hidratante y gel tonificante en tus muslos, en el trasero y en el pecho. No debes olvidar hidratar tu pecho de forma habitual, pues la piel es muy delicada y sensible y podría secarse. Compra cremas específicas para la zona del pecho y del escote; algunas son más efectivas que otras así que déjate aconsejar por una experta o sigue el consejo de alguna amiga. Seca tu pelo y aplícale un poco de acondicionador para conseguir un poco de brillo extra.

Media hora en el baño es, con diferencia, más relajante que dos horas tirada delante de la tele. Si tu libido ha estado en horas bajas, intenta activarla relajándote con un agradable baño y no viendo la televisión. Puede que recibas una agradable sorpresa y que encuentres que tu interés en el sexo aumenta.

Otra idea más...

Después de un agradable baño, siéntate a ver una peli sexy. Ve a la idea 27, *El sexo y las películas.*

La frase

«La poesía no es una de las cosas más importantes de la vida... Prefiero tumbarme en un baño caliente mientras leo a Agatha Christie y como dulces».
DYLAN THOMAS

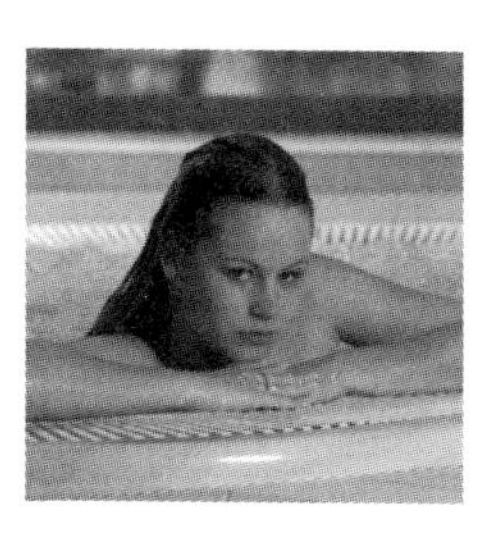

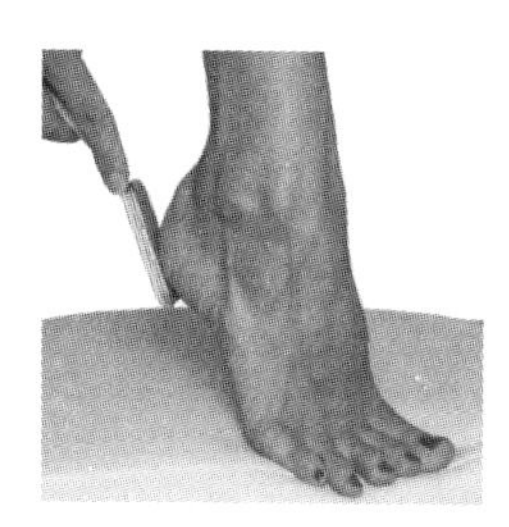

¿Cuál es tu duda?

P **No tengo bañera. ¿Qué puedo hacer?**

R *Bueno, piensa en pedirla prestada a unos amigos... Hablando en serio, hay muchos tratamientos que te puedes aplicar en la ducha. Además, el sexo envuelto en cálido vapor es todavía mejor en la ducha que en el baño. Hay más acción, más opciones y más sitio para maniobrar.*

P **No tengo tiempo para hacer todas estas cosas. ¿No hay una forma más rápida de conseguir esa piel perfecta de bebé?**

R *No del todo. Incluso si no te gustan mucho los baños, la clave está en que juguetees un poco, inviertas algo de tiempo en ti misma y en quererte un poco porque es realmente maravilloso cuando consigues actuar y sentirte de forma sexy. Si no quieres tomar un baño, entonces emplea el tiempo nutriendo el cuerpo y el alma de otras formas. No es tiempo perdido. Es tiempo de crecimiento de una misma.*

25

La oportunidad del deporte

No hay nada más sexy que hacer algo realmente bien. Y ningún lugar es más adecuado que el terreno deportivo.

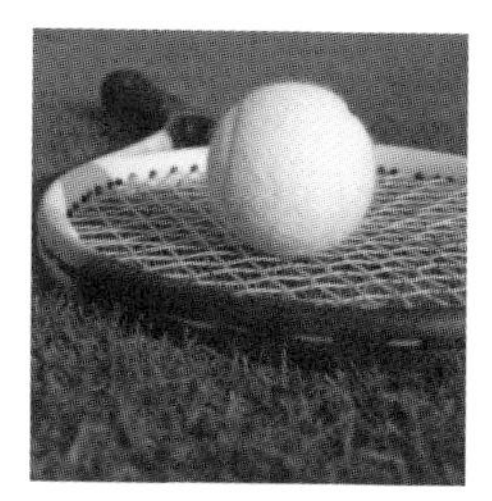

La mayoría de nosotros practicamos algún tipo de deporte o, al menos, lo intentamos. Hace que te sientas bien, te mantiene en forma y es una gran forma de conocer a otras personas con los mismos gustos. Pero lo que realmente puede diferenciarte del resto es que seas buena de verdad en algo.

Una vez conocí a un hombre que esquiaba como un dios. Recuerdo que estábamos en algún lugar de Suiza y que me había caído unas quince veces esa mañana. Sudando, arrastré mis esquíes hasta el telesilla que bajaba la montaña. Por supuesto, estaba completamente vacío excepto por otros dos seres empapados que no podían soportar la humillación de bajar la montaña de ninguna otra manera. Me recosté y admiré la vista. De repente, apareció mi nuevo novio, rápido como un rayo al lado del telesilla, saltando

Una buena idea...

Un estupendo atajo para desarrollar una habilidad deportiva es recuperar el hábito de montar en bici. Una vez que dominas unas pocas técnicas básicas, es sencillo aparentar que sabes lo que estás haciendo encima de la bicicleta. Además tienes el aliciente de que mejorarás la forma de tus glúteos y muslos.

ágilmente y sonriéndome. En un momento nos sobrepasó y eso que estábamos fuera de pista. Pero ocurrió y yo me enamoré de forma instantánea.

Un buen o una buena deportista siempre resulta muy sexy. Alguien que tiene confianza y sabe lo que está haciendo es interesante. Por ejemplo, ¿quién hubiera pensado que el golf podría ser un deporte atractivo? Y de repente apareció Tiger Woods en escena y millones de amas de casas alrededor del mundo aprendieron lo que es un hoyo en uno.

Si quieres seducir al sexo opuesto con tus destrezas deportivas, entonces comienza practicando. Debes comenzar, lo primero, por un entrenamiento general. Si estás habituada a moverte, me refiero a correr, a nadar, a montar en bicicleta, a patinar en línea o lo que sea, estarás más tonificada y en forma antes de especializarte en lo que hayas decidido. Es mucho mejor estar en forma y centrarte sólo en la técnica, que tener que hacer las dos cosas desde el principio.

Bueno, suponemos que tu nivel básico de forma física es bueno, por lo que ahora sólo necesitas mejorar tu *swing*, tu revés, tu pase, tus brazadas, o lo que decidas. La forma más obvia de conseguirlo en con un buen entrenamiento. El entrenamiento resulta especialmente efectivo en disciplinas como el tenis o el golf, donde la técnica es muy importante. Para los deportes de equipo, en realidad es la única forma de mejorar, aunque he oído que hay jugadores de rugby que pasan unas cuantas horas al día solos enfrente de la portería dando patadas a la pelota desde diferentes posiciones.

También puedes organizarte unas vacaciones deportivas para mejorar tus habilidades. Por ejemplo, España y Portugal están llenas de escuelas de tenis que te ofrecen la posibilidad de pasar una semana intensiva golpeando la pelota, o intentando darle, dependiendo de lo buena que seas.

Otra idea más...

Echa un vistazo a la idea 11, *Mantente en forma*, para leer algunos trucos sobre cómo conseguir una buena forma física.

Un consejo para las mujeres es que no elijáis el *look* del chándal holgado y de tejidos demasiado espesos; nunca sienta bien. Hay ropa de entrenamiento más suelta de algodón fino que suelen dar mucho mejor resultado. Los tops cortos y ajustados sientan genial, suponiendo que tengas un estómago perfecto y una sudadera corta con capucha o una chaqueta puede dar un toque final a tu modelo. No pienses que tienes que presentar el aspecto coordinado de la mujer de un catálogo, porque todo el mundo pensará que has trabajado demasiado para conseguirlo. Sé casual pero con clase.

La frase

«El dolor es temporal, el abandono está contigo para siempre».
LANCE ARMSTRONG, enfermo de cáncer y *recordman* ganador del Tour de Francia

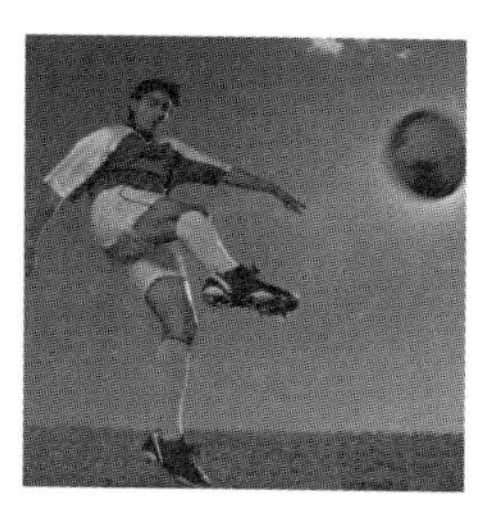

¿Cuál es tu duda?

P **Yo es que no soy nada deportiva. No importa cuánto me esfuerce en atrapar una pelota, que nunca lo consigo. ¿Hay alguna esperanza para mí?**

R *Desarrolla un aire intelectual y no vayas ni siquiera a dar un paseo sin un ejemplar del* Ulises *debajo del brazo. Ya en serio, hay multitud de deportes que puedes practicar. Golf, montar a caballo, parapente, windsurf. No creo que lo hayas probado todo, ¿no?*

P **Debe haber formas más relajadas de impresionar al sexo opuesto. ¿Por qué este gasto de energía?**

R *Por supuesto que las hay. Pero como todos sabemos, un buen cuerpo es uno de los factores más importantes cuando se trata de ser atractivo. El deporte es una estupenda forma de mantener la línea. Es mucho más divertido que ir al gimnasio y potencialmente menos caro. También sabemos que la confianza juega un papel importante en el* sex appeal *y si eres buena en algo, incluso si es en los dardos, tu confianza aumenta. Así que, definitivamente, es un gasto de energía bien empleado.*

26

Los juguetes, ¿sólo para chicos?

Los juguetes sexuales tienen un papel importante en mejorar tu confianza y en hacerte más atractiva. Y no, definitivamente no son sólo para chicos.

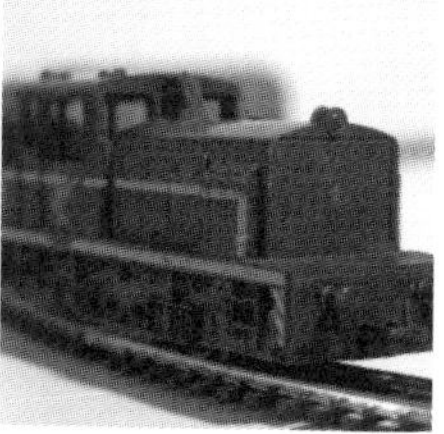

Las mujeres se están dando cuenta de que los juguetes sexuales les garantizan una vida sexual mucho más satisfactoria. Además, por muy extraño que pueda resultar, cuando las mujeres están prácticamente seguras de que van a tener un orgasmo, es mucho más probable que deseen tener relaciones sexuales con mayor frecuencia.

Hoy en día no necesitas ir a un establecimiento de mala reputación para comprar tus «juguetes». En las grandes ciudades empieza a haber *sex shop* específicos para mujeres, así como en la red. Prueba, por ejemplo, www.eltocador.com, que te garantiza una entrega discreta y a salvo de las miradas de los vecinos.

La cama es uno de los pocos lugares en donde a los adultos se les permite jugar, así que tienes que sacarle el mayor partido. Los humanos han usado juguetes desde la Edad de Piedra. Según algunos libros, existen pinturas rupestres que muestran a mujeres que

Una buena idea...

Ve a un *sex shop* con tu amante. Podéis pasar un rato muy agradable explorando las estanterías buscando juguetes que os atraigan, así como libros, geles, ropa interior original y mucho más. Id por la mañana y reservad la tarde para el sexo.

utilizan interesantes piezas moldeadas en piedra para darse placer a sí mismas. Afortunadamente, en estos días cualquier *sex shop* puede proporcionarte instrumentos bastante más cómodos hechos de goma, plástico o silicona. Hay una enorme oferta para que elijas y sólo tú tienes que decidir qué es lo que mejor va contigo.

El más popular de todos los juguetes sexuales es el vibrador. Los hay de todos los tamaños (¡algunos dan un poco de miedo!) y formas posibles. Un mundo de formas. De hecho, no tiene por qué tener una forma fálica para que ayude a la mujer a tener un orgasmo. La gama de juguetes de la marca Durex (que puedes conseguir en cualquier parafarmacia) está diseñada por mujeres para las mujeres y sólo tiene en su catálogo un vibrador de aspecto fálico (que tiene que ser largo porque está diseñado para la estimulación interna). El estimulador *Play Fantasy* de Durex (www.tiendadurex.com) es pequeño y discreto pero proporciona una vibración poderosa. En mi opinión, los vibradores de piel son los más realistas en cuanto a las sensaciones. Pero los vibradores no sólo son para usarlos en soledad; también se pueden utilizar como un estímulo adicional durante la relación sexual. Y no sólo para las mujeres; una amiga mía dice que a su novio le encanta estimular su punto G con uno de ellos. Para aquellas de vosotras que no lo sepáis, el punto G masculino está a aproximadamente un centímetro del ano.

La elección del dildo dependerá de si sólo queréis que resulte funcional o si además deseáis que el aspecto sea sexy. Hay vibradores muy sencillos que pueden pasar como instrumentos para masajear un cuello contracturado por lo que tu madre nunca se dará cuenta de su función real. También existen otros cuyo diseño es tan explícito que queda claro que no pueden utilizarse para otra cosa que no sean juegos sexuales.

Las bolas chinas son dos bolas unidas por un cordón. Cada una de ellas está rellena de forma que el movimiento de ambas provoca sensaciones estimulantes. Además de para divertirse, son estupendas para tonificar los músculos del suelo pélvico y así hacer más fuertes tus orgasmos.

Otra idea más...

Para más información sobre accesorios sensuales, ve a la idea 47, *Átame*.

Para los hombres, parece ser que el juguete más popular es el anillo para el pene. Desde mi punto de vista, suena un poco doloroso pero está diseñado para deslizarlo en el pene antes de que esté completamente erecto; así se consigue bloquear la circulación de la sangre en el pene erecto y lograr que la erección dure mucho más de lo normal.

Todas estas cosas son accesorios útiles y divertidos que pueden enriquecer tu vida sexual. Su función más importante es que te sientas más confiada y relajada, lo que como resultado consigue que seas más sexy. Alguien a la que no preocupa mucho usar un dildo en su relación, estará encantada con hacer un desnudo con música de acompañamiento o en hacerle un masaje a su amante.

La frase

«Engaña a los niños con juguetes y a los hombres con juramentos».
LYSANDER, General de la Antigua Grecia

¿Cuál es tu duda?

P **No me siento capaz de sacar un vibrador en medio de la relación sexual. Pensará que soy una pervertida, ¿no?**

R *Quizás, pero es que no debes sacarlo así de repente. Dile que tienes una sorpresa sexy e introduce a tu nuevo amigo de forma cuidadosa en vuestra relación. Asegúrate de que resulte placentero para los dos y no será tan duro.*

P **¿No es todo esto un poco perverso?**

R *Tranquila. Nadie dice que tengas que elegir a la mamba negra como tu primer juguete sexual. Prueba algo poco arriesgado, como algún aceite especial. Incluso puedes elegir unos aceites de masaje olorosos. Después inténtalo con algo más atrevido. Quizás con una venda para tapar los ojos. Desde ahí podrás progresar hacia el vibrador y más allá. También puedes probar con algún juego sexual que puedes encontrar en un* sex shop. *Es una forma estupenda de aprender a ser atrevidos juntos, ya que el juego te dice lo que tienes que hacer. Eso significa que es el juego el que dice que tu compañero tiene que estimular tu clítoris con un vibrador, y no tú. ¡Sólo tienes que seguir las órdenes!*

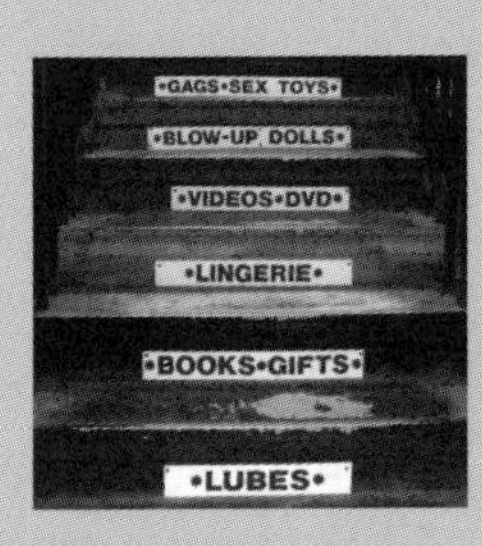

27

El sexo y las películas

Las películas pueden inspirarte y excitarte. No estoy hablando de películas porno, la mayoría de las cuales hacen justo el efecto contrario en la mayoría de las mujeres y en muchos hombres.

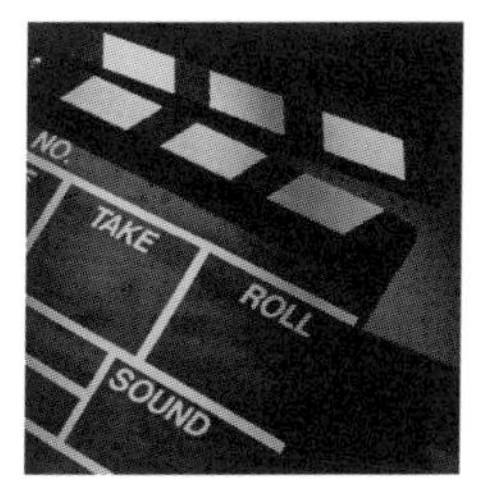

Uno de los momentos que es insistentemente votado como una de las escenas más sexy de la historia del cine es cuando Ursula Andres camina de forma seductora por la arena en la película de James Bond «Dr. No».

Es una imagen que ha perdurado a pesar de que se filmó hace más de cuarenta años y de que las películas se han vuelto mucho más explícitas desde entonces. Las ventas de biquinis se dispararon desde el estreno de la película, ¡todas las mujeres querían parecerse a ella y todos los hombres querían tenerla a su lado!

En una reciente encuesta sobre los diez momentos más sexy de la historia del cine, dicha escena ha salido ganadora. Entre estas películas se encuentran también *Instinto básico* y *Nueve semanas y media*. En las dos hay importantes lecciones de cómo ser sexy. Obviamente, hay partes de *Instinto básico* que es mejor no probar en casa, pero una de las escenas que ha hecho historia es aquella de Sharon Stone descruzando sus piernas. Michael Douglas se sintió completamente incapaz cuando lo enviaron a investigarla. El famoso «Ya sabes que no llevo ropa interior» hizo que a la mayoría de los hombres que la

Una buena idea...

Junto a tu compañero, haz una lista de los diez momentos más sexy de la historia del cine. Es una forma estupenda de pasar una tarde, recordando vuestras favoritas y eligiendo las mejores. Después, acordad cuándo vais a recrear vosotros mismos esas diez escenas.

vieron se les cayera la baba. No todas podemos ser tan descaradas y valientes como Sharon Stone, pero si la observas con cuidado podrás aprender algo.

Nueve semanas y media es una lección sexual en sí misma. Quizás parezca un poco pasada de moda, pero merece la pena verla para tomar nota de algunos trucos muy sexy. ¿Cuántos millones de parejas habrán abierto su frigorífico después de haberla visto y se habrán tapado los ojos con una venda? No puedo ver una fresa sin sonrojarme. Raramente, por no decir nunca, se ha hecho una película tan inspirada en el sexo. ¡Sería interesante averiguar si la tasa de natalidad aumentó nueve meses después de su estreno! Lo realmente extraño es que Mickey Rourke nunca volvió a ser sexy desde entonces, sin embargo Kim Basinger fue a mejor (otra película suya que es estupenda es *LA Confidential*).

Las películas sirven sobre todo para evadirse y para fantasear. Nos transportan a otro mundo y nos inspiran. Aprende a utilizar las películas para aumentar tu propio atractivo tomando buena nota de cómo se comportan los protagonistas.

A continuación enumero algunas películas de las que se pueden sacar buenos ejemplos. Observa la forma en que actúan los actores y las actrices y piensa en si puedes copiarlos. Y, aunque no haga falta, es bueno recordar que no es aconsejable que intentes recrear algunas de las escenas más eróticas en la calidez de tu hogar.

- *Los fabulosos Baker Boys.* Las chispas vuelan sobre el piano entre Michelle Pfeiffer y Jeff Bridges, muy sexy. Observa la tensión que se desarrolla entre ellos y la extremadamente sexy escena del piano, en la puede decirse que casi llegan a hacer el amor mientras interpretan una canción. Es una gran lección de cómo mezclar trabajo y placer. Mira la peli y, si tienes un piano, intenta recrear la escena en casa. De hecho, merecería la pena comprar uno sólo para eso.

Otra idea más...

Comprueba cómo ser literaria y sexy en la idea 7, *Atractivo literario.*

- *Las amistades peligrosas.* Un drama de corpiños ajustados en el siglo XVIII francés. Una gran lección sobre los peligros del amor inmoral así como de ¡la forma de resultar sexy vistiendo un corsé! Merece la pena recrear algunas de las escenas, como aquella en que el malvado Valmont escribe una carta a su víctima usando como mesa de apoyo el trasero de Uma Thurman.

- *Sexo, mentiras y cintas de vídeo.* El título lo dice todo. Infidelidad, lujuria, películas perversas y sexo. Muy entretenido. Y una buena idea para divertirse en casa. Saca tu cámara de vídeo y haz tu propia película porno casera. Sólo debes recordar guardarla en un sitio seguro cuando termines, para que de forma accidental no se mezcle con las del bautizo de tus sobrinos.

La frase

«Estoy harta de todo ese sinsentido de que la belleza está en el interior. Eso es muy dentro. ¿Qué es lo que quieres, un páncreas adorable?».

JEAN KERR, escritora teatral americana

P ¿Qué tal elegir una película romántica en vez de estos ejemplos?

R Es una buena idea. No hay ninguna razón por la que lo romántico no pueda ser sexy también. Quizás te sientas incómoda mirando algunas escenas de sexo explícito y algo más sutil pueda poner tu imaginación en marcha e inspirarte sentimientos sensuales.

P ¿Y por qué no ir directamente al porno?

R No seré yo la que te detenga. Es importante que elijas algo que te excite. Algunas personas prefieren ver empujones y ajetreo mientras a otras les gusta más algo más sutil, así que averigua cuáles son tus gustos (siempre que sean legales) y a por ellos.

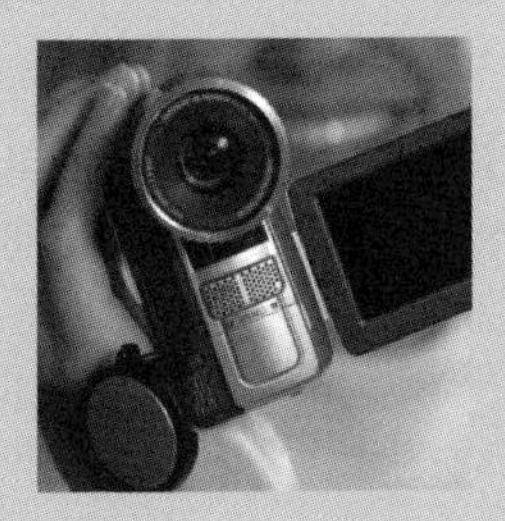

28

Elige el lugar

No hay duda de que algunas ciudades, restaurantes, tiendas y bares son sexy mientras que otros no lo son. Justo como las personas. Así que, ¿cómo saber qué resulta atractivo y qué no?

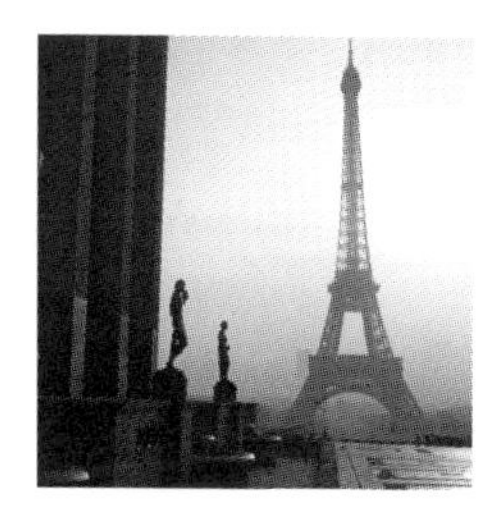

No resulta muy agradable ser una diosa sexual si se está rodeada de cretinos. Necesitas estar donde está la acción, relacionarte con otras personas atractivas. Pero, ¿dónde se encuentran en realidad?

El sitio donde estás puede ayudar a definir cómo de atractiva eres. Si sabes por dónde moverte, habrás recorrido la mitad del camino para ser sexy. Si te sientes algo perdida en este tema, compra algunas estupendas revistas de viaje o revistas de mujeres que tengan una sección dedicada a viajar. Normalmente sacan los lugares más lujosos y sexy para visitar. Si no puedes permitirte ir allí por el momento, al menos estarás bien informada y tendrás un buen motivo para ahorrar. Compra algunos libros de viaje clásicos y lee sobre lugares que te gustaría visitar o, simplemente, lugares para soñar.

Seguramente responderás algunas preguntas tú misma. Nueva York, por ejemplo, tiene que ser una de las ciudades más sexy del mundo. Es descarada, vibrante, está a la última moda y es chic: tan pronto como aterrices sentirás que estás caminando por el plató de una película.

Una buena idea...

Echa un vistazo a la *Guía de hoteles con encanto*. Los hoteles son realmente preciosos y románticos.

Las opciones para elegir hotel son incontables. Puedes alojarte en el Carlyle, donde parece ser que JFK y Marilyn Monroe tenían sus encuentros. O en el más nuevo Dream Hotel, uno de los más chic de Nueva York. Si el dinero no es un problema, el hotel que tiene el mejor lugar de la ciudad es el Four Seasons y también puedes probar el Algonquin, que fue donde se inventó el Martini de los 10.000 dólares (un Martini con un diamante en el fondo). Los bares y restaurantes más de moda están esparcidos por toda la ciudad, pero si sitúas tu base en Greenwich Village no te equivocarás.

París, sólo el nombre de esta ciudad hace que pienses en el sexo (y no, no me refiero a la señorita Hilton y a sus vídeos). Es posiblemente el lugar más estupendo del mundo y en primavera puede convertir a la viajera más serena en una diosa sexual. Una amiga mía estuvo allí hace poco en viaje de negocios. «No sé qué me pasó», me dijo, «pero de repente estaba desnudando mentalmente a todos los hombres que me cruzaba por la calle, en los bares y en los cafés. Era muy extraño, pero también muy divertido». No hay nada como un paseo por los jardines del Palais Royal para sacar a la bestia romántica que hay en ti.

Pero, ¿dónde alojarse? Uno de los hoteles más atractivos de la ciudad es el Hotel Costes; las supermodelos suelen dejarse caer por allí, así como la realeza y otras celebridades. Es, definitivamente, el mejor lugar para ser visto y tiene un *spa* y una piscina iluminada por completo con velas. El Hotel Lancaster parece ser el favorito de Ewan McGregor y el Hotel de Sers tiene los baños más sexy y las mejores vistas de la Torre Eiffel. Ninguno de ellos es barato, pero es donde está la acción.

Ir de compras en París es incluso mejor que el sexo. Hay miles de opciones pero deberías visitar algunos grandes almacenes famosos como las Galeries Lafayette y el Faubourg Saint Honoré, donde están los mejores diseñadores.

Otra idea más...

Llegar allí es la mitad del encanto. Ve a la idea 29, *El arte de viajar*.

Fuera de la ciudad, al sur de Francia, el punto más caliente para las diosas sexuales es Nikki Beach, cerca de Saint Tropez. Allí es donde va la *jet-set* a broncearse. Kate Moss la adora y Jude Law lleva allí a sus niños para que aprendan a nadar. Tienes que ser delgada y preciosa para no destacar entre la multitud. Pero no te sientas intimidada. Piensa en un partido de tenis, en que prefieres enfrentarte a un rival mejor para que tu juego mejore también. Si te rodeas de gente estupenda, comenzarás a parecer estupenda tú también y mejorarás tu juego, lo que puede ayudarte. Eso sí, en Nikki Beach tu pelo no puede tener un mal día.

A Gwyneth Paltrow le encanta el Hotel Esperanza en la playa de Los Cabos en México. Tiene un restaurante iluminado con velas en lo alto de una colina y piscinas con vistas. El paraíso. También encontrarás en México el recientemente reformado One&Only Palmilla, en el que John Travolta celebró su 50 cumpleaños con 300 de sus amigos más cercanos. Los baños tienen vistas a la playa y las suites tienen mayordomo. Si te aburres del mayordomo puedes jugar al golf en un campo de 27 hoyos diseñado por Jack Nicklaus.

La frase

«Eso a lo que comúnmente se llama amor es realmente el deseo de satisfacer un voraz apetito con una cierta cantidad de delicada carne humana».

HENRY FIELDING

P **Todos esos lugares lujosos son para estrellas de cine y gente rica. ¿Qué pasa con la gente normal?**

R *Bueno, ¿hubiera sido divertido dedicar un capítulo a los sitios normales? Aunque no puedas permitirte alojarte en estos lugares, también puedes disfrutar de ellos. Ve a tomar una copa, a bañarte o sólo a dar una vuelta.*

P **Estoy soltera en este momento. ¿Importa ir sola?**

R *Claro que no. Viajar sola es una forma estupenda de conocer gente. Y no debes sentirte mal en ningún momento por estar sola. Cuando salgas a comer, asegúrate de que tu mesa esté en el centro de la acción, pide una botella de vino y observa todo lo que sucede a tu alrededor. Una vez vi cómo un hombre se acercaba a una mujer cuando ella estaba acabando su postre y cómo salían juntos del restaurante. Eso es una cita rápida.*

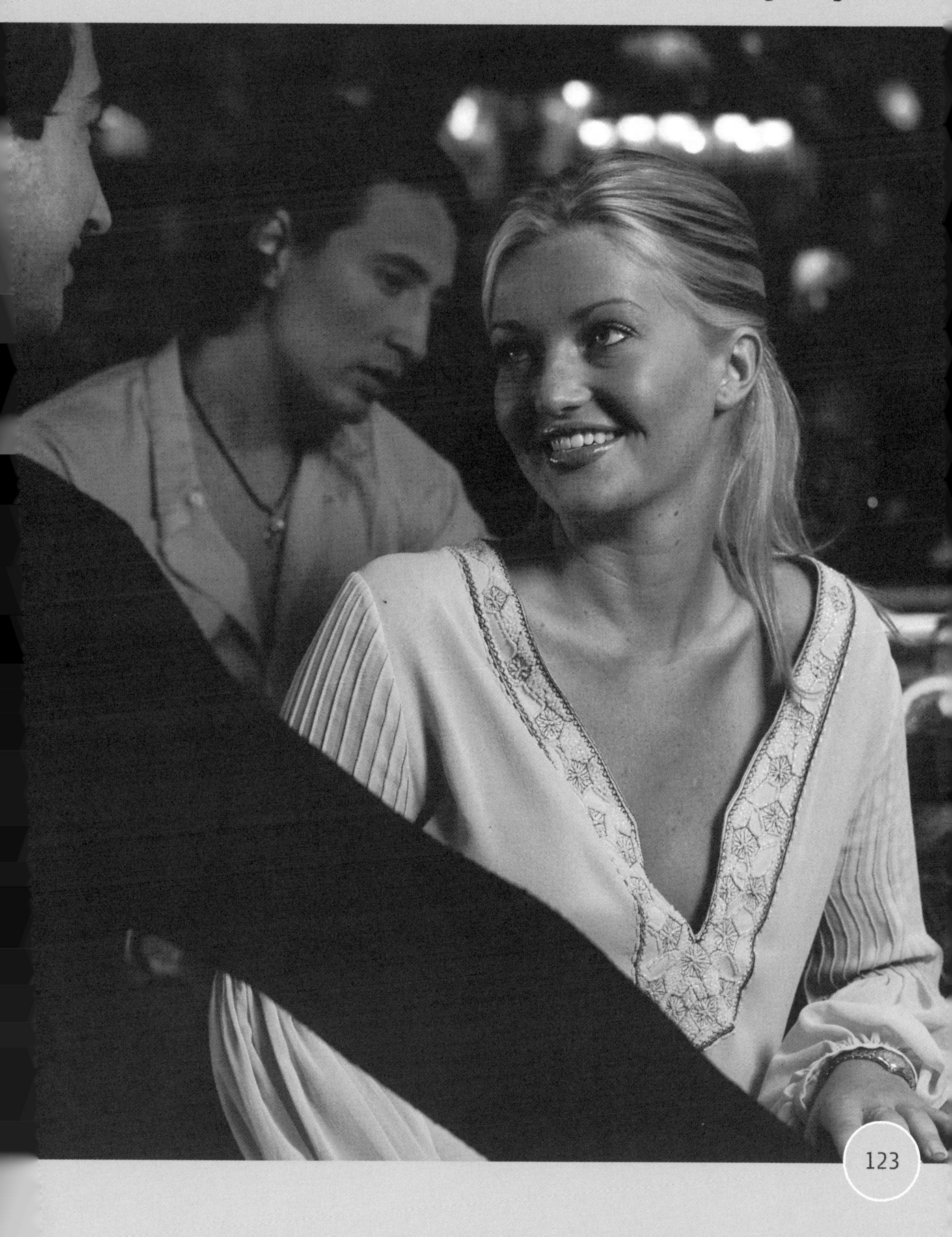

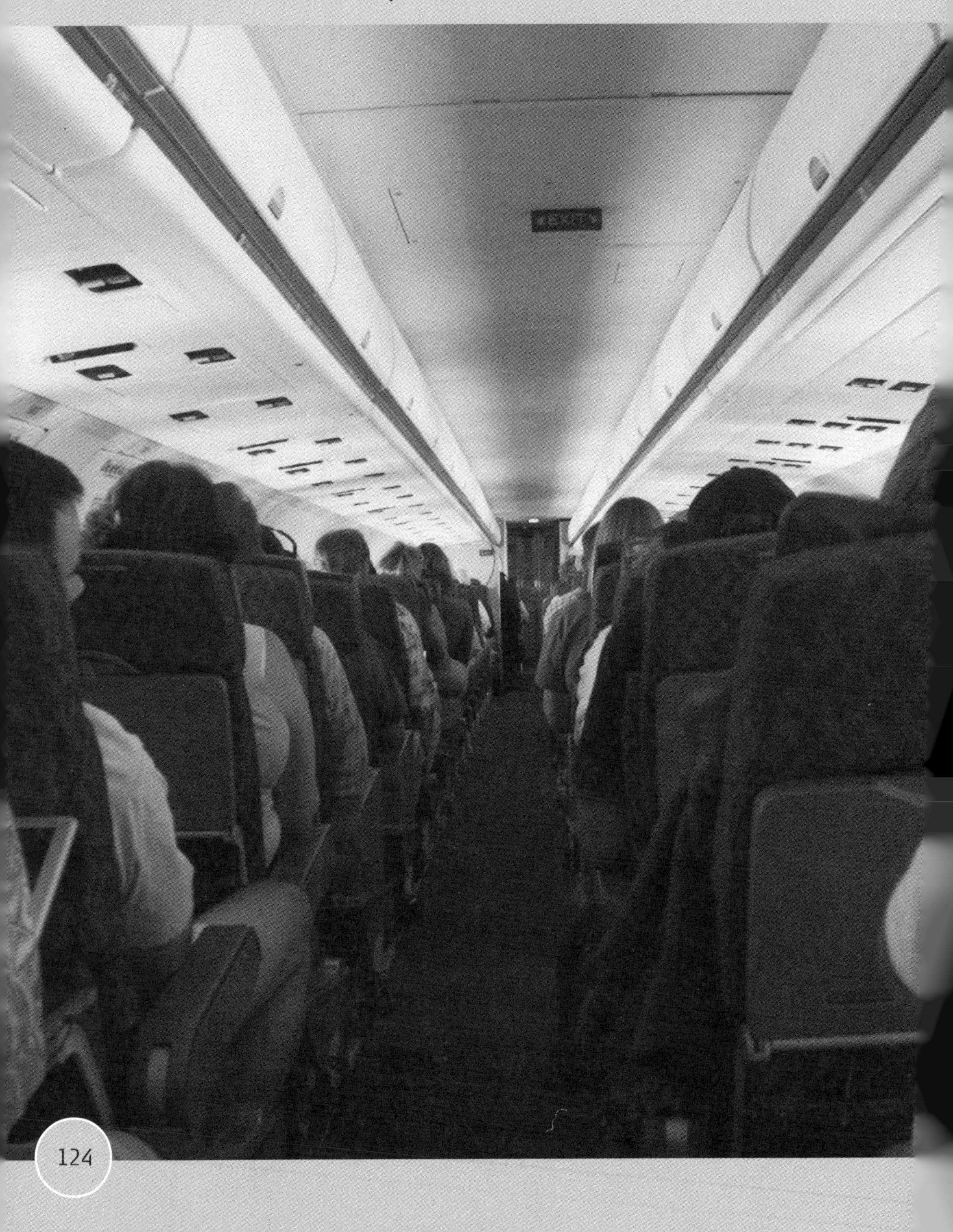
EXIT

29

El arte de viajar

Ir hasta el lugar elegido es la mitad de la diversión. Especialmente si sabes cómo viajar. Te sorprendería lo diferente que te sientes si has viajado hasta allí con estilo.

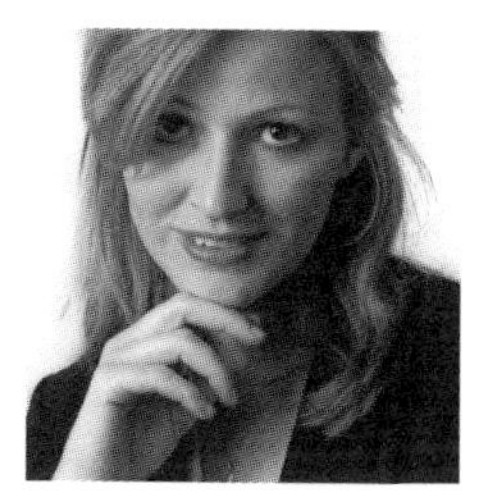

Hay algunos trucos esenciales que debes poner en práctica si quieres llegar a tu destino sin parecer un gato escaldado y sintiéndote aún peor.

Un vuelo en avión te deja el cuerpo hecho polvo. Te deshidratas, te sientes cansada y llegas con un aspecto pastoso y enfermo. Hay varias formas de disminuir estos efectos. Si puedes permitírtelo, viaja en clase *business* cuando se trate de trayectos largos. Si lo haces, al menos podrás distanciarte de los pasajeros borrachos y dormir un poco. Además podrás relajarte en la sala VIP antes de embarcar. Todo lo que rodea a esta clase hace que el viaje sea mucho más divertido.

Si (como la mayoría de nosotros) estás pensando que eso es sólo un sueño, entonces tienes otras opciones. Puedes intentar cambiar tu pasaje por uno mejor, pero tienes que ser inteligente y original, la mayoría de los empleados de las líneas aéreas han oído cientos de veces la excusa de «es nuestra luna de miel». También puedes explorar las

Una buena idea...

Guarda todas las muestras que puedas conseguir para cuando vayas de viaje. Esto te permitirá llevar siempre una mascarilla o una hidratante a mano. Cada vez que veas champú de calidad en tamaño de viaje, cómpralo. Lavar tu pelo con el champú del hotel no es una buena elección. Deja tu pelo como si lo hubieras sumergido en quitaesmalte de uñas.

agencias de viaje o navegar por la red para buscar asientos en oferta. Y probar con las agencias de paquetería: es habitual que paguen una buena parte de tu billete a cambio de que lleves un paquete, siempre que asegures la entrega, claro. Conseguirás llegar antes y además es probable que te den un sitio cerca de la salida de emergencias, en el que al menos dispondrás de más espacio para estirar las piernas.

Hay cosas que puedes hacer para llegar atractiva al destino sin necesidad de viajar en primera. Si vas en un vuelo transoceánico y las luces están apagadas, ponte una mascarilla hidratante para pasar la noche. Cuando llegue la mañana, lávate y aplícate un *sérum* que ilumine tu cara. Lleva una buena cantidad de crema de manos y un perfumador con tu aroma favorito para echártelo antes de aterrizar. No olvides tu cepillo del pelo ni el de dientes. Si has pasado la noche en el avión, cambiar tu ropa interior y la parte de arriba de lo que lleves puesto te ayudará a sentirte más fresca. Y recuerda que no debes sucumbir a la tentación de tomar un vaso de vino ni un *gin tonic* (no importa lo aburrida que estés). Volar deshidrata y el alcohol no hace más que empeorar la situación. Lleva una gran botella de agua contigo y bebe pequeños sorbos durante todo el viaje. Trata de comer de forma saludable, lo que normalmente significa evitar la comida de avión. Lleva la tuya propia.

Los trenes son una forma genial de viajar. De hecho, también son un lugar estupendo para el sexo. La primera clase Continental Europea no cuesta demasiado y realmente merece la pena. Llegas a tu destino sintiéndote mimada y fresca, en vez de acosada. Hay algo muy civilizado en la primera clase. Busca ofertas especiales para viajar en primera clase. Por ejemplo, en Francia a veces venden billetes entre París y el sur sólo por 100 euros. Una ganga: llegarás a Nikki Beach preparada para la acción.

Otra idea más...

Intenta viajar en coche, eso sí, de forma sexy. Comprueba cómo en la idea 33, *Calentando motores.*

El coche puede ser una buena opción si dispones de tiempo para disfrutar del campo y para detenerte en los encantadores hoteles rurales que hay. Los descapotables resultan muy atractivos. Para evitar que al llegar te parezcas a un dragón, ponte un pañuelo que envuelva tu pelo y unas gafas de sol. Es muy Jackie Onassis. Sin embargo, te sentirás aún mejor si viajas en un coche con aire acondicionado. Los descapotables son mejores para trayectos cortos no para días enteros de viaje. Y recuerda que el lino nunca es una buena opción cuando viajas porque llegarás con aspecto de pedir a gritos una plancha.

La frase

«Por mi parte, nunca viajo para llegar a ningún sitio, sino para ir. Viajo por la emoción del viaje. El gran encanto reside en moverte».
ROBERT LOUIS STEVENSON

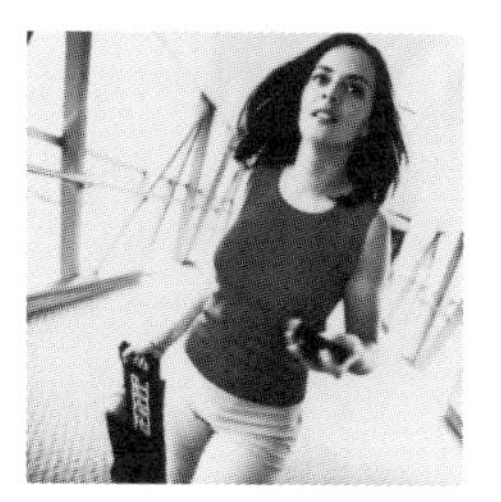

¿Cuál es tu duda?

P ¿Qué hay de lidiar con todo el estrés del viaje? ¿Cómo voy a llegar teniendo un aspecto atractivo y sintiéndome sexy si tengo que ocuparme de todo?

R Date a ti misma mucho tiempo, especialmente si viajas con niños. Planear con mucha antelación y dejar mucho tiempo extra para llegar al aeropuerto es la forma más segura de que todo se desarrolle como la seda.

P ¿Qué pasa si lo preparo todo para encontrarme con mi amante y me enamoro de otro en el avión?

R Oh sí, es un dilema muy común. Intercambiad vuestros números y quedad para más adelante. Dejar a alguien en un aeropuerto no es muy cortés. Si decides hacerlo, al menos espera a llegar a un sitio del que puedas escapar con facilidad. Una amiga mía bastante malvada dejó a un hombre una vez en el metro de París escribiendo en su billete «De verdad, se ha acabado». Un verdadero encanto. Pero al menos ella podía bajarse en la siguiente parada.

30

El sexo está en el cerebro

Una buena vida sexual es la clave para ser realmente sexy y las fantasías juegan un papel muy importante en conseguirla.

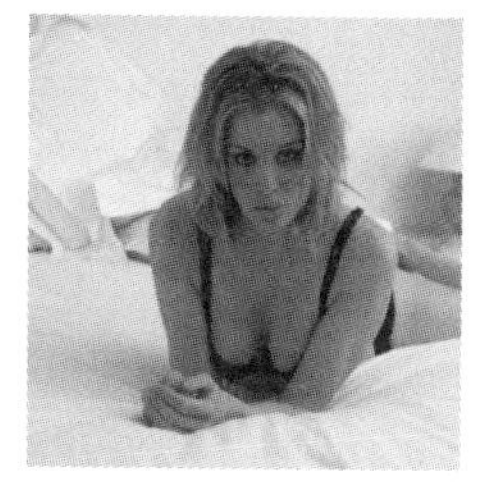

Alimentar la mente estimula al cuerpo. Sé audaz.

Para muchas personas, especialmente para las mujeres, el sexo está más en el cerebro que en las más obvias zonas erógenas. Para ser sexy necesitan que sus mentes estén sintonizadas con sus cuerpos. Y la fantasía ayuda enormemente.

Una amiga mía me habló en una ocasión de un novio italiano que era genial con las fantasías. Durante los juegos preliminares, solía susurrarle fantasías al oído. «Imagina que estamos en la ópera», le decía. «Estamos solos en el palco real. Estoy sentado detrás de ti y comienzo a acariciarte, llevo mis manos debajo de tu vestido y siento la parte de arriba de tus medias. Todo el mundo mira hacia el escenario y nosotros intentamos permanecer tan quietos como nos es posible. Te saco de tu asiento y te siento en mi regazo...». Podéis imaginar el resto. Ella lo encontraba irresistible y cuando rompieron descubrió que lo que más echaba de menos eran sus historias. Nunca encontró a nadie que hiciera lo mismo y nunca se atrevió a pedirlo.

En cuanto a las fantasías sexuales, los hombres y las mujeres son diferentes. Según una encuesta que leí, las fantasías más comunes de los hombres tienen como protagonistas a

Una buena idea...

Una investigación realizada en los EE.UU. ha demostrado que esos cortos estallidos de pensamientos sexy a lo largo del día tienen un efecto acumulativo en nuestro apetito sexual. Siempre que tengas un momento libre, piensa en la última relación sexual que tuviste o en lo que vas a hacer con tu pareja por la noche. Si preparas tu mente, prepararás tu cuerpo. Esto hace que desees más el sexo y esto resulta muy atractivo.

tus amigas más cercanas. Esto muestra claramente lo brutos que son, ¡siempre mirando a tus amigas! Justo en el lado contrario, las mujeres normalmente fantasean con sus parejas. Y no piensan en hacer nada perverso, fantasean con un comportamiento totalmente normal en la cama. ¡Vamos chicas, podéis hacerlo mucho mejor! No deberíais sentiros culpables por tener fantasías con otras personas que no sean vuestra pareja. Llevar a alguien nuevo a vuestra vida sexual, en la mente no en el cuerpo, puede ayudarte a estimular tu libido sin causar ningún daño a tu relación.

A continuación expongo una serie de ideas. Piensa si alguna de ellas puede servirte.

Una encuesta mostró que la playa funciona para las mujeres. Nos excita el hecho de yacer desnudas en una playa desierta. El sexo con un equipo entero de fútbol les gusta a muchas, así como la idea de practicar el sexo con un extraño al que se encuentran por la noche y las lleva a un sórdido hotel en el que les da placer durante horas. Pero la fantasía más popular es la de que te aten y te sometan.

En el caso de los hombres, encabeza la encuesta la vieja fantasía de tener relaciones con dos mujeres al mismo tiempo. La práctica más repetida es la de disfrutar de sexo oral y genital al mismo tiempo. Otra fantasía muy popular es la de observar cómo tienen relaciones dos mujeres. De hecho, todo lo que hagan con dos mujeres funciona estupendamente para los hombres.

Otra idea más...

Si lo que deseas es convertir tus deseos en realidad, ve a la idea 39, *Échale sal a tu vida.*

No hay ninguna duda sobre el hecho de que los hombres adoran las fantasías lésbicas. Una de mis amigas le cuenta regularmente a su novio una fantasía suya que protagonizan ella y su mejor amiga. A su novio le encanta. Cuánto más gráficos sean los detalles, mejor. Y a mi amiga le gusta mucho también. «Creo que es, con mucho, la mejor forma de practicar un poco de lesbianismo», dice. Aunque una encuesta que leí concluía con que el setenta y cinco por ciento de las mujeres habían deseado probar el sexo con otras mujeres en al menos una ocasión. No olvides que el tema lésbico puede hacerte mucho más deseable a los ojos de tu amado. El atractivo no sólo reside en tener buen aspecto, sino también en tener la imaginación y la confianza suficiente para traspasar algunos límites.

Para todas aquellas que necesitéis un empujoncito para vuestra imaginación, utilizad las fantasías como idea de base y trabajad a partir de ahí. Por qué no hacerlo con tu pareja y observar hasta dónde os conduce. No olvides establecer las fronteras antes de empezar para que los dos sepáis hasta dónde os vais a sentir cómodos (por ejemplo, si incluir a alguien conocido no resulta agradable para alguno de los dos, dejad el tema).

La frase

«La fantasía es frecuentemente mejor que la realidad».
ANÓNIMO

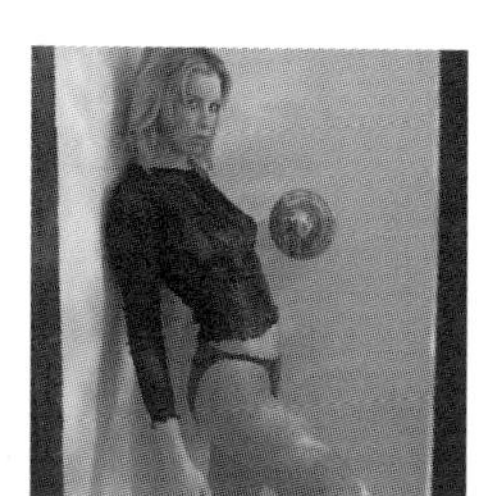

¿Cuál es tu duda?

P Las fantasías me resultan peligrosas. ¿No suelen acabar mal?

R Las fantasías consisten sólo en soñar despiertos o en pensar en algo que deseamos. Son completamente inofensivas y, de hecho, resultan saludables. De la misma forma que tus sueños te ayudan a descargar tus problemas, las fantasías pueden ayudarte a resolver pensamientos y cuestiones a las que te resulta problemático enfrentarte. Como adultos, reprimimos nuestra imaginación durante el día. Déjala libre, pero guíala a sitios seguros.

P Me resulta demasiado embarazoso hablar sobre mis fantasías. ¿Algún consejo?

R Sólo hazlo, a él le encantará. Él también las tiene. Una buena idea es que os sentéis y hagáis una lista de fantasías con las que os gustaría jugar al uno con el otro. Dando por sentado que es con tu pareja con la que te gusta fantasear, claro...

31

¿Te apetece un masaje?

Sólo el sonido de la palabra «masaje» puede lograr que te relajes. Es una forma fantástica de crear intimidad y resulta sorprendentemente fácil de hacer.

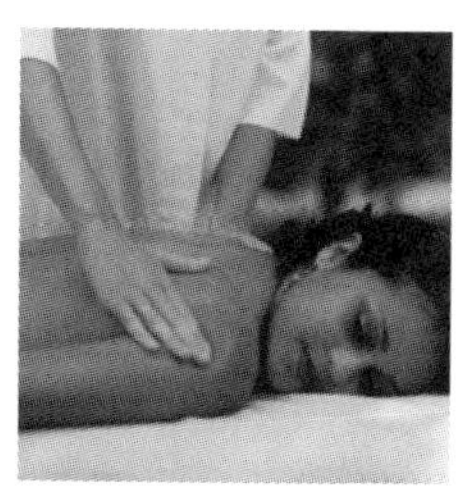

Con sólo seguir unas sencillas reglas conseguirás transportar a tu pareja al cielo de los sentidos. Aprende cómo tocar y dónde.

Comienza por la parte de arriba. Utiliza tu dedo índice y el anular para masajear con suavidad las sienes con movimientos circulares. No pases por alto el cuero cabelludo. Usa todos tus dedos para masajearlo, también con movimientos circulares, y varía la presión que ejerces según los gustos de tu pareja. Debes prestar una atención especial al rostro, en concreto a la zona de alrededor de la boca, en la que las terminaciones nerviosas están muy cerca de la superficie. Mueve lentamente tu pulgar sobre los párpados y las cejas. Puedes complementar esta parte del masaje con tiernos besos de mariposa o deslizando tus pestañas a lo largo de la cara de tu compañero.

Para centrarte en el cuello y en los hombros, necesitarás sentarte a horcajadas sobre el trasero de tu amado. Puedes hacerlo desnuda o no, si no va contigo, pero el desnudo incrementa el aspecto íntimo del masaje. Ten cuidado en no depositar demasiado peso sobre él. Si es tu chico el que te hace el masaje a ti, sugiérele que cargue parte de su peso en sus rodillas. Masajea con cuidado la carne de la base del cuello, presionando con tus pulgares que continuarán haciendo movimientos circulares. En este momento, deberás

Una buena idea...

Prueba el masaje Thai. Es una idea un poco loca pero muy divertida. Tienes que hacerlo en el baño porque necesitas una buena cantidad de jabón y de agua. Básicamente, consiste en que la mujer se envuelve con jabón y, cuando está totalmente llena de espuma y resbaladiza, se tumba encima de su pareja y se refriega por todas partes dándole así un masaje de cuerpo completo. El proceso puede invertirse pero hay que tener en cuenta el peso corporal del hombre.

prestar atención y averiguar qué cantidad de presión le gusta a tu amante. Esta es la zona donde se concentra todo el estrés y por ello puede ser extremadamente sensible. Si a tu pareja le gusta la fuerza, prueba con pequeños golpes de kárate con ambas manos en la parte superior de los hombros; es muy bueno para relajar la tensión.

La espalda es un estupendo campo de juego. Puedes realizar largos y amplios movimientos desde el trasero hacia arriba y después centrarte en la columna vertebral, presionando cada una de las vértebras con tus pulgares. Una buena idea es echar una buena cantidad de aceite en tus manos y deslizar las manos con rapidez por toda la espalda, relajando la tensión desde arriba hasta abajo.

Ahora alcanzamos el trasero, un lugar en el que emplearse a fondo. Aplica una presión más alta porque la mayor acumulación de carne en esta zona la admite mejor. Para que sea más profundo, amasa la carne con tus manos. No olvides el hueso sacro. Esta pequeña zona final de la espalda es extremadamente sensible.

En cuanto a las piernas, tienes que comenzar por el tobillo y utilizar la palma de la mano para empujar hacia arriba hasta el trasero. La parte interior del muslo es una zona increíblemente erógena que deberías también masajear de forma sutil. No olvides los pies. Comienza asiendo el pie por los dedos y rotándolo muy despacio.

El punto de reflexología directamente unido a los genitales está en la parte interior del pie, aproximadamente a medio centímetro del hueso del tobillo, así que asegúrate de que le prestas la debida atención.

Otra idea más...

Un masaje después del baño resulta divino. Descubre *El arte del baño* en la idea 24.

En este momento necesitas que tu pareja se dé la vuelta y centrarte en el pecho y en el estómago. Tu pareja puede masajearte el pecho a ti con suaves movimientos circulares, sin que olvide terminar con una suave caricia en los pezones, que puede realizarse con los dedos o con la boca. Tú debes hacer movimientos lentos que abarquen todo el estómago, presta especial atención a la parte baja (que es muy sensible) y provoca a tu pareja descendiendo hasta donde te atrevas. En los masajes Thai, las profesionales ofrecen con frecuencia lo que llaman «un masaje especial». Puedes hacer lo mismo si estás de humor.

Recuerda tener a mano variados aceites de masaje para lograr que la experiencia sea más sensual. Elige el aceite que mejor vaya con tus sentimientos en ese momento. La lavanda tiene propiedades relajantes, la rosa es romántica, el sándalo se usa para tratar una libido desganada. Mezcla una pequeña cantidad del aceite esencial con una base de aceite, el de almendras es una buena elección. La mayoría de los aceites esenciales no deben aplicarse sobre la piel sin diluirlos previamente.

La frase

«Una mujer joven me preguntó, ¿dónde debería usar perfume? En cualquier lugar en el que te gustaría que te besaran», le respondí».
COCO CHANEL

¿Cuál es tu duda?

P Todo esto lo puedo leer en cualquier libro de masajes. ¿Qué pasa con los trucos más sexy?

R *Bueno, tú has preguntado. Prueba con un masaje genital. ¿Suena raro? Si es tu chico el que te lo hace a ti, debe empezar dejando caer unas gotas de aceite templado (no caliente) sobre tus genitales y dejar que se deslicen hacia abajo. Debe trazar los contornos de los labios y la piel, tan sensible, de tu muslo interno. Cuando eres tú la que se lo haces a tu pareja, comienza con el mismo paso del aceite, calentándolo en tus manos primero, y empezar a masajearle alrededor del pene. Explora toda la zona, los testículos y el escroto. No te centres al principio en el pene. Finalmente, comenzar a acariciar el pene con las dos manos. Recuerda que no es un lugar en el que se deba aplicar demasiada presión.*

P ¿Existen accesorios que pueda utilizar para el masaje?

R *Lo más importante es el aceite y hay una gran cantidad de ellos. Puedes comprar un aceite con efecto calor, el cual calienta la zona en la que lo aplicas. Durante el masaje también puedes experimentar con algunos juguetes sexuales, un vibrador, por ejemplo. Comienza a utilizarlo como un aparato de masaje y dale algún uso erótico después.*

32

Los mandamientos del bronceado

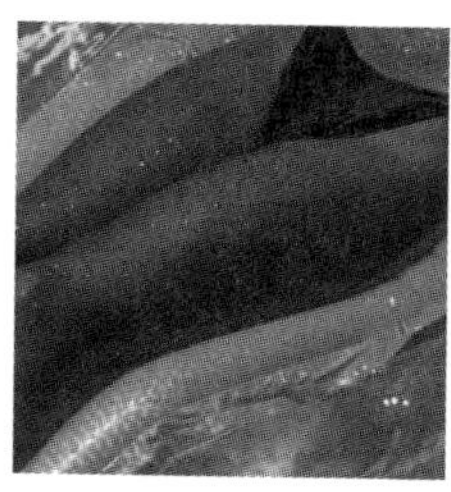

Cuando estás bronceada pareces más delgada, más saludable y más sexy. No tiene inconveniente, el aspecto es fantástico. Pero hay que pensar en la salud, así que prepara tu cuerpo para la playa.

Bueno, todos hemos oído hablar sobre el *look* del hilo dental en la playa de Copacabana. Es ese minúsculo y casi invisible biquini que se ponen las atractivas chicas brasileñas.

Pero, ¿qué aspecto tendrías tú si te lo pones para nadar en Marbella? No es una buena idea exponer al sol toda esa carne fresca y temblona y esperar que cuando dejes la playa te parecerás a Halle Berry. Más bien parecerás una langosta cocida. Necesitas prepararte para el bronceado y puede llevarte semanas de planificación.

La piel tiene que estar a punto, especialmente si es clara. Algunas personas toman píldoras de betacaroteno durante las semanas previas a irse de vacaciones. Esta sustancia puede ayudarte a ponerte morena y también puede encontrarse en las zanahorias y en otras verduras de colores brillantes. También deberías exfoliarte antes de la exposición al sol. La exfoliación elimina las células muertas y consigue que tu cuerpo se broncee por igual. Prueba con el cepillado corporal o utiliza cremas exfoliantes. Una vez que estés de

Una buena idea...

Prueba a teñir el vello que no te depilas antes de comenzar a broncearte. De esta forma, aparecerá rubio y adorable y conseguirá que parezcas aún más bronceada y estupenda. Además, no serás consciente de él. Prueba con una marca segura como Andina.

vacaciones, ponte siempre el protector solar o te quemarás (y entonces será demasiado tarde). Los protectores solares deben aplicarse al menos media hora antes de la exposición solar. Durante los primeros días, limita tu sesión de bronceado a veinte minutos y evita en sol entre las doce de la mañana y las cuatro de la tarde. Debes hidratarte continuamente, utilizar un buen *aftersun* por la noche y mucho protector durante todo el día. El sol se bebe toda el agua de tu piel. También elimina el colágeno, que es la sustancia que proporciona a tu piel elasticidad. Así que debes tomar mucha vitamina C durante las vacaciones, ya que el cuerpo no puede producir colágeno sin ella.

La piel bronceada es una piel dañada y cuanto más la expongas al sol, más daño sufrirá con el tiempo. No te imaginas la cantidad de personas que lucen un bronceado falso. Los productos mejoran constantemente, así que si los compras y aplicas de la forma correcta deberías ser capaz de evitar las temidas manchas. Para asegurar un color uniforme, recuerda que debes exfoliarte antes de aplicarte el autobronceador y poner poca cantidad en zonas como los codos y las rodillas. También te aconsejo que utilices guantes especiales para aplicarlo o que te laves la palma de tus manos en profundidad después de cada aplicación.

Otra cosa a la que debes prestar atención es a tu cuerpo. Esto significa una dieta y un estricto programa de ejercicios antes de ponerte el biquini. En cuanto a lo que debes ponerte para ir a la playa, depende mucho del lugar de veraneo que elijas y de con quien vayas. En Río de Janeiro, cualquiera puede ponerse un biquini minúsculo. Allí los bañadores son muy pequeños, incluso los que se ponen las mujeres que no tienen un cuerpo especialmente estupendo. De alguna forma, consiguen lucirlo de forma genial, se mueven bien, están bronceadas y muestran su confianza.

Otra idea más...

¿Dónde lucir tu estupendo bronceado? Averígualo en la idea 28, *Elige el lugar*.

La única cosa que debes evitar es el mal gusto. Ponte el biquini cuando estés tumbada tomando el sol pero cúbrelo con un pareo cuando vayas a dar un paseo. Un traje de baño clásico puede resultar extremadamente elegante y sexy también, no asumas que en ropa de playa el dicho de cuánto menos mejor siempre es válido.

No te olvides de tu pelo. Puedes pagar el peaje del agua y del sol. Aplícate un buen acondicionador cada vez que te lo laves. Extiende el acondicionador con cuidado y envuelve tu pelo en una toalla caliente. Si quieres que tu pelo se aclare un poco, aplícate zumo natural de limón para conseguir unos reflejos dorados y naturales. Pero no olvides acondicionarlo todos los días por el limón seca mucho el pelo.

La frase

«Llega el verano y la vida es fácil».

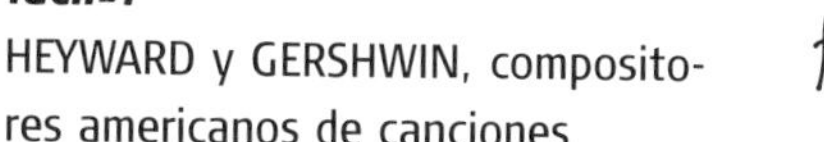

HEYWARD y GERSHWIN, compositores americanos de canciones

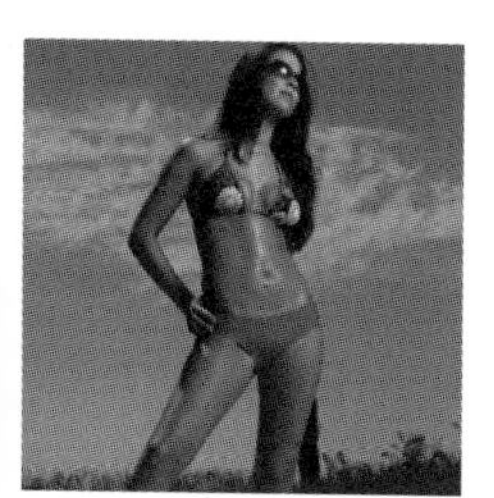

¿Cuál es tu duda?

P **¿No es suficiente con que cubra mi cuerpo de aceite para lograr un aspecto sexy?**

R *Por supuesto, pero una vez que el sol se haya puesto. Durante el día, necesitas una crema solar adecuada. El aceite atraerá el sol y, literalmente, te freirás. Si vives en un lugar de clima templado, deberías ponerte siempre una hidratante que tenga al menos un factor 15 para proteger tu piel. Se recomienda que tires tus cremas protectoras cuando acabe el verano porque sus propiedades protectoras se pierden de estación en estación. Resulta un poco caro, pero cada año salen tantos productos nuevos que desearás cambiarlas de todos modos.*

P **Si me pongo protector todo el tiempo, nunca me broncearé. ¿Cómo conseguiré entonces ese aspecto estupendo?**

R *Tienes razón, pero lo agradecerás cuando cumplas los 50. El daño solar hace que la piel tenga un aspecto áspero, enrojecido e hinchado. Por no hablar del riesgo del cáncer. No quiero ser aguafiestas pero hay pruebas de que los atracones de sol (es decir, si te expones a él de forma continua sólo durante unas pocas semanas al año), conllevan más riesgos de contraer cáncer que si te expones de forma más suave durante un periodo más largo.*

33

Calentando motores

Los coches deportivos y el *sex appeal* han ido de la mano desde que el primer vendedor de coches se dio cuenta de que podía utilizar en la misma frase las palabras «vibración», «rápido» y «curvilíneo».

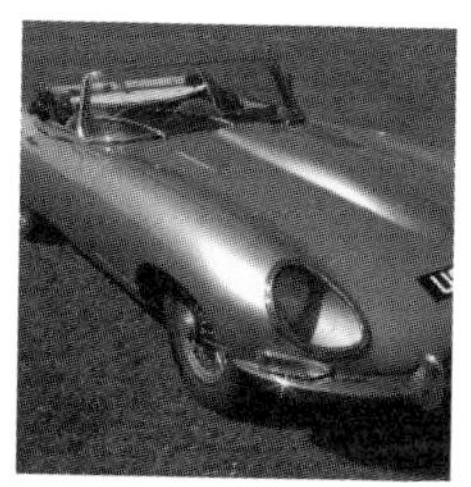

Los coches pueden resultar muy seductores, no hay duda, y, si tú misma no puedes permitirte tener el aspecto de un Lamborghini, pídele prestado un poco de atractivo a tu amigo de cuatro ruedas.

Un amigo mío tiene un Porsche descapotable. No es que sea demasiado guapo, pero dice que las mujeres, literalmente, se abalanzan hacia el coche cuando para en un semáforo. «Es extraordinario», me dijo. «No les da vergüenza». Un hombre dentro de un Porsche se ha convertido casi en un tópico, pero no se puede negar que los coches ayudan a que un hombre parezca más atractivo.

El truco no está en que sean capaces de pagar la máquina de sus sueños (aunque, obviamente, eso ayuda), está en que parezca que ha nacido bajo una de las ruedas aunque su cartera sea más de un Ford Fiesta que de un Ferrari Testarrosa.

Todo el mundo (especialmente los hombres) tiene en la cabeza el coche de sus sueños. Entre mis favoritos están los siguientes:

Una buena idea...

Si no puedes permitirte uno de estos coches, puedes probar con el *leasing*. Es una especie de alquiler por un tiempo acordado durante el cual pagarás una serie de cuotas. Cuando pase este tiempo, podrás elegir entre quedarte el coche pagando una cuota final, devolverlo o cambiarlo por otro manteniendo el mismo sistema.

- Jaguar E-Type: tan sublimemente sexy que a Austin Powers no le quedó más remedio que conseguir uno. Es posiblemente el coche más fálico que se ha fabricado nunca. ¿Cómo no gustarte?

- Lamborghini P400 Miura: si tu cita aparece conduciendo este coche, no sólo debes pensar que es fabulosamente rico, sino que también es un entendido. Sólo hay un puñado de ellos y la mayoría los han destrozado algunos *playboys* por las serpenteantes carreteras de Mónaco.

- Bentley Arnage Red Label: un coche cien por cien inglés, una mezcla entre un enorme buque de guerra y un bloque de acero. El coche alcanza elevadas velocidades, pero no conseguirás mantener tu peinado en su sitio.

- Aston Martin DB9: la última equivocación que han cometido sus fabricantes con esta leyenda es usar la versión DB5 para equiparla con las superarmas de James Bond. El DB9 tiene las curvas de una estrella de cine y la fuerza de un pequeño avión. Advertencia: es probable que cualquier hombre que lo conduzca se preocupe más del coche que de ti.

- Ferrari Dino: si Sofía Loren tuviera un coche, éste es el que elegiría.

- Mini Cooper: una extraordinaria pieza de diseño que le va bien desde a John Lennon hasta a Michael Kane cuando hace de mafioso italiano en *The Italian Job*. Está viviendo ahora un resurgimiento: las listas de espera para el modelo descapotable son de seis meses.

- Alfa Romeo Spider: la imagen es la de Dustin Hoffman en *El graduado.*

Otra idea más...

Si prefieres que sea otro el que conduzca, mientras tú te recuestas en el asiento del copiloto con un aspecto estupendo y disfrutas de las vistas, ve a la idea 29, *El arte de viajar.*

Reflexiona sobre lo que quieren transmitir estos coches y piensa si puedes expresarlo de otras formas. Si lo que quieres decir es que eres enormemente rica (y no lo eres), entonces tienes un problema. Si quieres expresar que te identificas con la sensación de elegancia que destilan, entonces ya tienes algo sobre lo que trabajar sea cual sea tu presupuesto. Un descapotable es sólo un coche sin techo, pero cualquier mujer en cualquier descapotable que se ponga unas gafas de sol estilo años 50 y un pañuelo en el cuello evoca de forma inmediata a Grace Kelly en *Cómo atrapar a un ladrón.* Sólo debes tener cuidado con los pañuelos demasiado largos y los coches con ruedas radiales si no quieres parecer Isadora Duncan.

En última instancia, lo más sexy de cualquier coche es tener relaciones sexuales en él. Saca a la adolescente que llevas dentro y atrévete. Qué divertido: los asientos de cuero, las ventanillas empañadas, el inesperado encuentro con el freno de mano, hasta el cambio de marchas hace que el sexo en un coche sea inolvidable.

La frase

«¿Por qué las mujeres se ponen perfumes que huelen a flores? A los hombres no les gustan las flores. Yo estoy utilizando una nueva y estupenda fragancia que garantiza la atracción de los hombres. Se llama 'Interior de coche nuevo'».

RITA RUDNER, humorista americana

¿Cuál es tu duda?

P **No podría pagar ni las cuatro ruedas aunque estuviera a pan y agua durante seis meses. ¿Cómo logro ser sexy con ese presupuesto?**

R *Seas quien seas tu imagen se revalorizará si viajas en un vehículo sexy. En mi lista hay modelos frescos y graciosos como el Mini Cooper y el Dos Caballos. La clave es no elegir algo que sea de mal gusto. Eso incluye casi cualquier coche que sea blanco o que esté personalizado con rayas pintadas o ruedas demasiado grandes. Pero cualquier coche con personalidad tiene su atractivo.*

P **A mí me gustaría sentir el viento en mi pelo, el sol en mi cara... ¿Algún consejo?**

R *O sí, las motos. A algunas mujeres les gustan. De hecho, muchas las adoran. Pero respecto al pelo, olvídate de tu peinado. El look alternativo es el «cabeza de casco» que sólo les va bien a aquellas que luzcan el pelo corto (o la cabeza rapada, en cuyo caso no tendrás ningún problema). Y lo más importante de todo, por muy chic que puedan parecer, las motos sólo les resultan atractivas a un porcentaje pequeño de la población. Así que estás limitando el número de personas a las que les puedan resultar atractivas tus dos ruedas.*

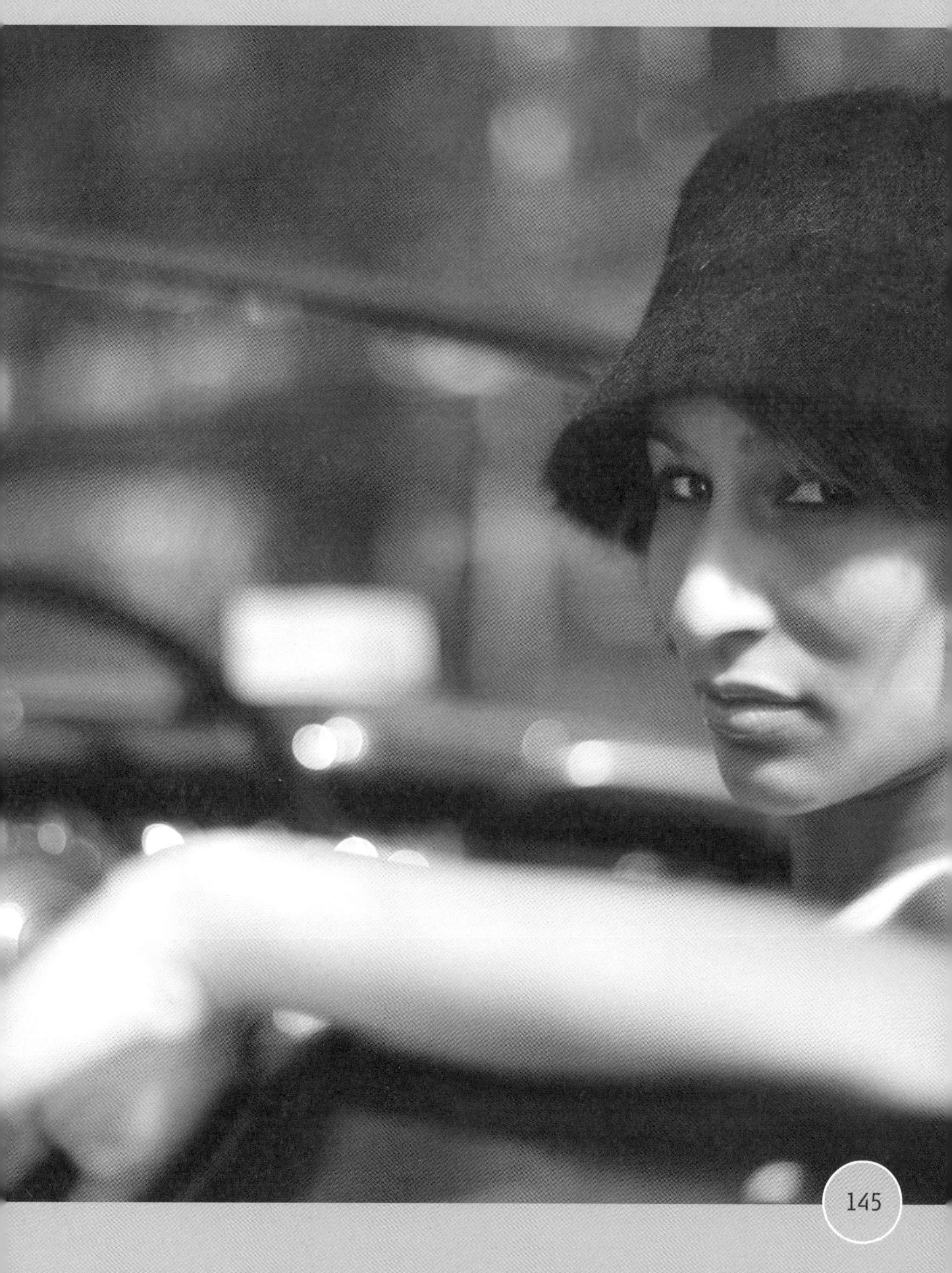

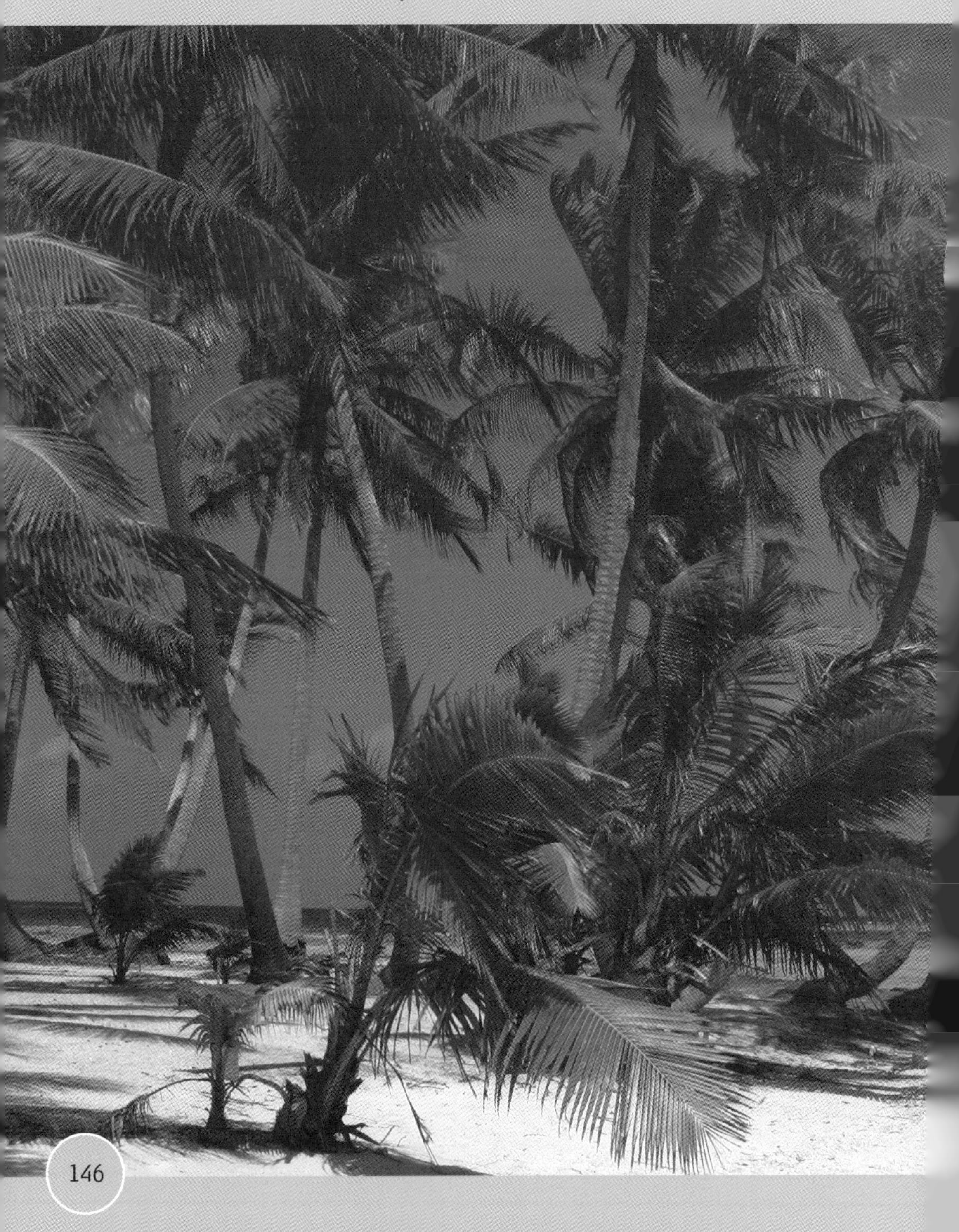

34

¡Buen viaje!

Afrontémoslo. Si le dices a alguien que te vas a Río de Janeiro pensaran en el sexo. Si les dices que te vas a Bruselas, no lo harán. Al igual que las personas, los países tienen su propia identidad y algunos son sexy y otros no.

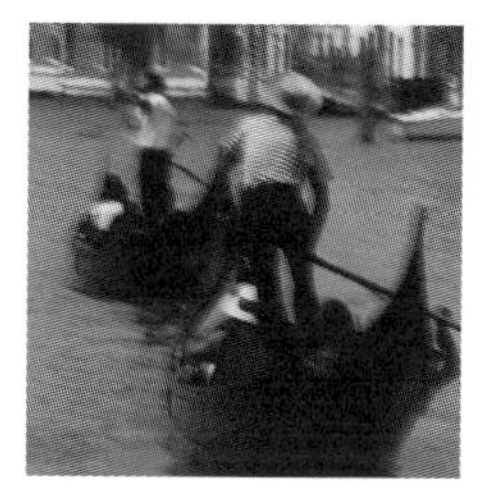

Entonces, ¿cómo vas a elegir tu próximo destino sexy?

Cuando decidáis vuestro próximo viaje sexy es muy importante que elijáis un destino que evoque imágenes atractivas para los dos. Necesitáis que lo que os rodea sea atractivo para que salga la bestia sensual que tenéis dentro.

¿Pocas ideas? Creo que una de las razones por las que Río es sexy es debido a su clima. Es muy erótico: caliente, húmedo y soleado. Río rezuma sexo. Sus gentes son muy cariñosas, abiertas y amables. El mejor momento para tener un clima verdaderamente templado es el verano, que se desarrolla entre noviembre y marzo. El único hotel en el que debes quedarte es en el mejor de la ciudad: el incomparable Hotel Palace Copacabana en la playa de Copacabana. Es caro, pero es increíblemente fantástico y no hay nada como alojarse en un hotel de lujo para ayudarte a sacar tu lado más sexy. Si te has cuidado y preparado un poco antes del viaje entonces puedes centrarte en tu lado más atractivo. Y el Copacabana tiene un servicio de masajes en tu propia habitación. Una mujer va a tu

Una buena idea...

Si estás preparando tu luna de miel, pide a tus amigos que te regalen dinero para el viaje en vez de objetos para la casa. Habla con tu agencia de viajes y estudia las ofertas de luna de miel que ofrecen. Las revistas especializadas en bodas también están llenas de buenas ideas y de ofertas.

habitación con una camilla plegable, aceite y toallas. Así, justo después del masaje sólo tienes que deslizarte hasta tu cama, completamente embadurnada, y relajarte.

Ayuda que el clima sea templado. Soy mitad sueca y aunque Suecia es un lugar encantador no recomendaría Estocolmo en noviembre para unas vacaciones sexy. Con una temperatura cálida tienes más libertad de movimientos y puedes ponerte mucha menos ropa. Dar un paseo por la playa con un biquini y un pareo resulta mucho más propicio para ser sexy que estar temblando debajo de una granizada. Unas vacaciones de esquí también pueden resultar muy atractivas si las organizas bien. El aire frío y las chimeneas son una combinación extremadamente potente.

Pero no tienes que esperar a tener unas vacaciones completas para comenzar a disfrutar. Las de fin de semana son un gran invento. Sólo el hecho de tomar la decisión de tomarte un fin de semana para disfrutar del amor y el sexo ya logrará que te sientas atractiva. Estáis allí para divertiros el uno con el otro y nada se pondrá en vuestro camino: ni los niños, ni los teléfonos, ni la colada. ¿Qué puede haber mejor? Debes centrarte en las tres cosas más importantes del itinerario de un fin de semana amoroso: la bebida, la comida y las relaciones sexuales.

Para un fin de semana realmente lujurioso, reserva en un hotel de lujo que tenga un toque perverso como el Gran Hotel La Florida de Barcelona, para así tener mucho tiempo para estar juntos. Este hotel no sólo dispone de unas estupendas vistas de la ciudad, sino también con una habitación con el techo de espejos. Los baños son esenciales a la hora de reservar un hotel para un paréntesis romántico. Deben ser grandes y disponer de una enorme bañera. Sólo la visión de una de ellas es suficiente para que los pensamientos seductores se disparen. Las camas con baldaquín también son muy divertidas. Antes de reservar el hotel, haz una lista con todas las cosas que deseas y comprueba que dispongan de todas ellas.

Otra idea más...

Si no te apetece viajar, entonces pasa una tarde sexy. Sabrás cómo en la idea 23, *En ningún lugar como en casa.*

Evidentemente, es mucho más sencillo estar de humor cuando estás fuera de tu rutina habitual y alguien se ocupa por ti de todas las tareas aburridas. El estrés es el enemigo número uno de la sensualidad; cuanto más estresada estés, más baja estará tu libido. Un lugar puede ser sexy simplemente porque es distinto, porque estás lejos de todas las preocupaciones y del estrés de la vida diaria. De repente te sientes liberada y libre, capaz de ser tú misma y de dejarte llevar. La razón por la que los viajes al extranjero son buenos para tu vida sexual es precisamente que reducen el estrés. Así que si no puedes reservar uno en este momento, organiza un fin de semana en cualquier sitio con encanto que esté cerca de tu casa. Será suficiente para proporcionarte esa sensación de libertad.

La frase

«La gran ventaja de los hoteles es que son un refugio de la vida casera».
GEORGE BERNARD SHAW

¿Cuál es tu duda?

P **No puedo permitirme esos lujosos hoteles de los que hablas. Sólo puedo pagar el vuelo hasta Río.**

R *Busca en Internet paquetes de viaje en oferta: encontrarás que hay muchas gangas que incluyen vuelo, alojamiento y comida. Incluso los mejores hoteles tienen ofertas muchas veces. Habla con tu agente de viajes y cuéntale lo que estás buscando. Seguramente pueda ayudarte.*

P **¿Qué pasa si el tiempo es un desastre? Así es difícil sentirse sexy.**

R *Pon en marcha tu imaginación. El sexo bajo la lluvia no es una mala opción si no hace mucho frío. Si estás en algún paraíso tropical, nadar bajo la lluvia resulta encantador y además tendrás la playa sólo para ti.*

35

Glamour. ¿Cómo conseguirlo?

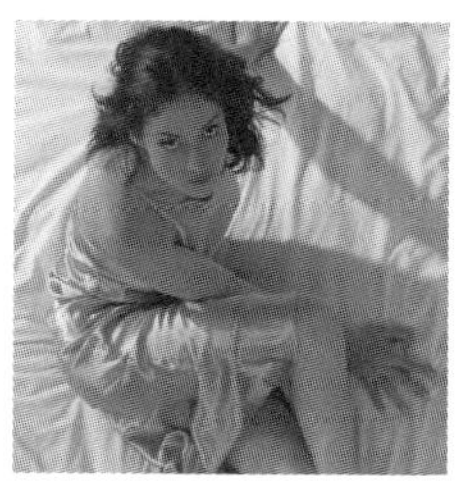

Como mi padre dijo una vez: «No ha habido nada original desde que Dios dijo 'Hágase la luz'». Así que no te sientas mal por tomar prestados los trucos de las demás y utilizarlos para aumentar tu atractivo.

La mayoría de la gente está de acuerdo en lo que es sexy, con ligeras variaciones. Observa a aquellos que encarnan estas cualidades. Adáptalas a ti y no podrás evitar sentirte sexy.

Quizás Sean Connery no sea el hombre más guapo del mundo, pero siempre aparece en la lista de los más sexy. Creo que tiene que ver con sus modales: es un hombre de verdad, pero sabe cómo tratar a una mujer como una señora, algo que para las mujeres es tremendamente atractivo y que no debe subestimarse. Todavía no he conocido a una mujer que se ofenda porque un hombre le abra la puerta, le lleve la maleta o la invite a cenar. Mensaje para los hombres: deja toda esa corrección política a un lado y sé un caballero. Una amiga mía me contó que se había enamorado de su actual marido porque fue el único hombre de la habitación que se puso de pie cuando ella entró. De hecho, se fue a la cama con él esa misma noche y ya llevan quince años juntos.

Una buena idea...

Recuerda que debes hacer algo de ejercicio físico todos los días. Intenta que sea lo primero que haces cada mañana al levantarte. Unas sentadillas para tonificar las piernas y los glúteos son imprescindibles. Tampoco olvides hacer unas series de abdominales, tanto superiores, como laterales e inferiores. Por último, unos ejercicios para los brazos levantando pesas de un kilo como máximo.

Los modelos femeninos abundan. Si ves las películas de Marilyn Monroe, podrás comprobar que siempre aparece como un ser vulnerable y dulce. Esas características hacen que salgan a la luz los instintos del macho, al que le encanta cuidar de las ninfas asustadas. Pero recuerda que la imagen que daba Marilyn en la pantalla estaba muy alejada de la brillante e inteligente mujer que era en la realidad. En el lado opuesto del patrón de Marilyn, encontramos a las mujeres atrevidas, como Sharon Stone y Halle Berry. Parecerse a ellas incluye cosas como estar en forma en todo momento (me asusto sólo de pensar la cantidad de pesas que debe de hacer Halle Berry) y tener siempre un aspecto impecable. Son todo confianza y saber hacer. Catherine Zeta Jones es una interesante combinación de los dos tipos y, desde mi punto de vista, es el paradigma de la mujer atractiva. Posee las curvas justas y ese clásico pelo largo femenino pero también tiene siempre el control. Supongo que todo esto tiene algo que ver con los papeles que interpreta, pero si nos fijamos sólo en el aspecto físico podemos decir que ha mezclado a la perfección lo sexy con lo atrevido. Julia Roberts es una estrella de Hollywood muy sexy que está siempre sonriendo. Debes aprender de ella a parecer siempre alegre.

Si nos fijamos en las estrellas masculinas que están más de moda, como Brad Pitt, George Clooney y Tom Cruise, observaremos que los tres tienen en común una sonrisa irresistible. Por la de Tom podrían morir muchas mujeres, pero no es fácil de encontrar en la calle, porque es necesario un dentista excelente; tendremos que conformarnos con que los dientes estén suficientemente blanqueados. Brad tiene la famosa tableta de chocolate en su estómago y George tiene el aspecto de haber vivido su vida a tope y de no haber olvidado nada de lo aprendido en el camino. Los tres son increíbles.

Otra idea más...

Si no quieres copiar a nadie, sé tú misma pero con un poco de brillo extra. Averigua cómo desarrollar un sexy sentido del humor en la idea 44, *Hazles reír*.

La frase

«Nunca conocí a nadie cuyo deseo de desarrollar su fuerza moral fuera tan fuerte como su deseo sexual».
CONFUCIO

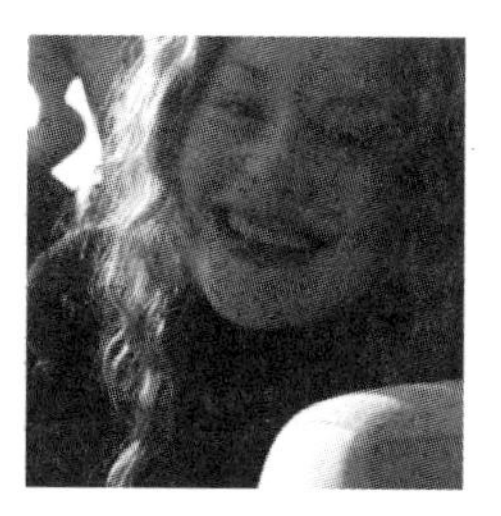

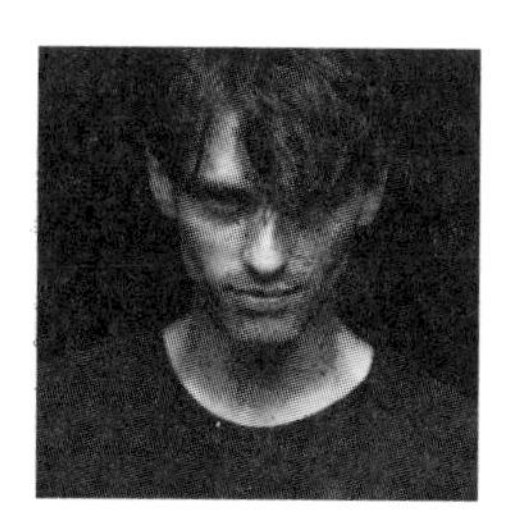

¿Cuál es tu duda?

P No tengo el aspecto de ninguna de estas personas.

R *Ellos tampoco lo tenían antes de pasar por el maquillaje, la iluminación y los ordenadores que retocaron sus fotos. Pero también lo consiguen con su carisma y seguridad. Eso se consigue con la práctica. Puedes imitarlos.*

P ¿Qué tal unos consejos para la gente normal?

R *Por supuesto. Si encuentras a alguien atractivo, trata de definir por qué y después copia ese atributo en particular. Hay muchas cosas que vemos todos los días y que son sexy: la clave es estar atenta, así podrás copiarlas.*

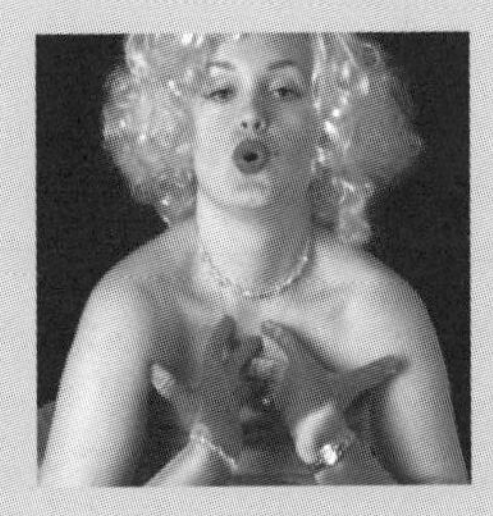

36

Envejecer de forma atractiva

En la actualidad, tener cuarenta años es como tener veinte, sólo que con ropa de mejor calidad. Tu atractivo puede ser igual de potente a los cuarenta que a los veinte.

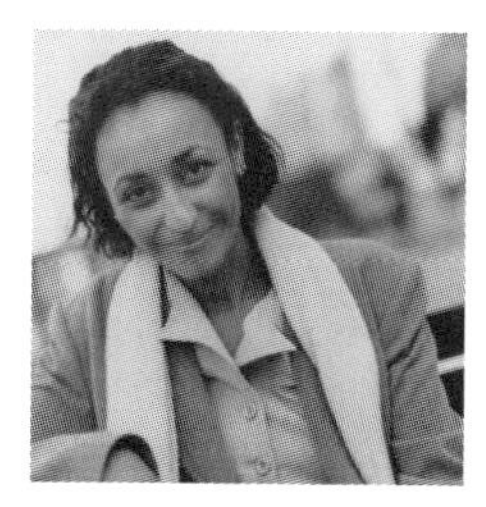

La seducción de Benjamin por la señora Robinson en El graduado se ha convertido en el paradigma de la fascinación por las mujeres mayores. Son sofisticadas, tienen confianza y encanto, saben lo que hacen, todas ellas virtudes que las hacen extremadamente sexy y atractivas.

Recuerda que los opuestos se atraen. A los hombres jóvenes les gustan las mujeres mayores. No hay nada más aburrido que un hombre joven cuando eres joven y que uno mayor cuando tú también lo eres. Una amiga mía de cuarenta y dos años ha vuelto hace poco de viaje de Saint Tropez, donde ha pasado una semana de sexo salvaje con un joven de veinte años que estaba en su año de vacaciones antes de comenzar la universidad. Quizás sea un tópico, pero tener relaciones con una mujer mayor ocupa los primeros puestos en la idea que tienen los hombres jóvenes de pasar un buen rato.

Una buena idea...

Usa tu cuarenta cumpleaños como una excusa para renovarte. Tómate el día libre y ve a un *spa*, relájate y hazte una limpieza facial y una manicura. Córtate el pelo de forma diferente y después ve a tu tienda favorita y cómprate ropa nueva; algo nuevo para una década nueva. Pon el contador a cero cada vez que empieces una década nueva.

A muchos hombres les sucede lo mismo (es bien conocido). Un amigo mío que roza los sesenta sale con una mujer que está en la veintena y que está loca por él. Ella me dijo: «Los hombres de mi edad son muy aburridos. Con él siento que estoy aprendiendo cosas». Así que ahí tienes la clave: los hombres jóvenes quieren aprender sobre sexo, las mujeres jóvenes quieren aprender sobre la vida.

Por supuesto que también puedes ir a la cama con gente de tu propia edad. El sexo en la mediana edad no tiene por qué ser aburrido. Fíjate en las estrellas de cine que rondan los cuarenta, Brad Pitt, por ejemplo. Ninguna mujer lo rechazaría. Catherine Denueve está estupenda y tiene sesenta. Una amiga mía que acaba de cumplir los cincuenta hizo hace poco un viaje de negocios con su jefe, que es más o menos de su misma edad. Se emborracharon, se comportaron como adolescentes y tuvieron una noche entera de sexo. «Me sentí genial», me contó. «Me hizo darme cuenta que en esencia no hemos cambiado tanto. Podemos envejecer por fuera, pero nuestro interior sigue siendo el mismo». Vamos, saca a esa adolescente que llevas dentro.

Una piel y un cuerpo más mayor necesitan aún más cuidados. La buena noticia es que a los cuarenta podrás pagar con más facilidad todas esas cremas y potingues necesarios para retener lo que queda de juventud. Recuerda que debes ser más disciplinada con el cuidado de tu piel: limpiezas faciales regulares, limpieza de la piel por la mañana y por la noche, exfoliación, tratamiento anticelulítico y más. También debes cuidarte más de los rayos solares.

Como hemos visto a lo largo del libro, ser atractivo tiene mucho que ver con la confianza. Y a los cuarenta tienes mucha más confianza en ti misma que cuando tenías veinte. Te sientes más segura en tu propia piel y probablemente sabes mucho mejor lo que quieres en la cama que hace veinte años.

Otra idea más...

Si te sientes un poco mayor y triste, mímate. Prueba con la idea 48, *Todo listo para una noche de pasión*.

Los científicos están comenzando a descartar que exista la crisis de la mediana edad. Nuevas investigaciones sugieren que los cuarenta son divertidos y que vienen acompañados de un sentimiento de felicidad. Se ha identificado un último crecimiento emocional que hace que la gente se sienta más relajada y más sociable. «Comenzamos a estar relajados y a disfrutar de la vida y de la gente de forma completa en los últimos años de la treintena», dice Samuel Gosling, un psicólogo británico.

Y la diversión no termina a los cuarenta. Las investigaciones muestran que las personas son más felices cuanto son más mayores. Es más probable que seas más feliz a los sesenta y cinco que cuando tenías veinticinco. Ser feliz te ayuda a irradiar encanto.

La frase

«Me alegro de cada arruga nueva que tengo».
AVA GARDNER

P Todo esto está muy bien, pero mi cuerpo está decayendo. ¿Qué puedo hacer?

R Bienvenido al club. Hasta donde yo sé, la única respuesta es el trabajo. Aquí es donde las flexiones, las sentadillas y las pesas se convierten en una parte esencial de tu rutina diaria. Para las mujeres, en concreto, es una prioridad. También debes dejar de abusar de tu cuerpo como lo hacías a los veinte. Beber y fumar mucho está prohibido.

P Entonces, ¿estoy a salvo si me acerco a un joven que me guste?

R Depende en lo cercana que sea vuestra relación. Si no lo conoces de nada, haz lo que desees. Pero ten cuidado con el escenario de la señora Robinson. Una amiga mía sintió en una ocasión una fuerte atracción por el hijo de unos amigos. Me dijo que creía que él se sentía igual. Pero refrenó su impulso porque tenía miedo de que cuando actuara él se desmayara de horror y fuera a buscar a sus padres acompañado de la policía. Algo poco probable porque mi amiga es una espectacular y rubia sueca. De todas formas, es conveniente que tengas cuidado. Aprende a leer el lenguaje corporal y otros signos y no interpretes un poco de flirteo como una señal de que quieren ir a la cama contigo. Incluso si todo está claro, es mejor evitar a los hijos de los amigos. Están demasiado cerca de casa.

37

La ausencia hace crecer el cariño

Después de nuestra primera cita, mi marido me envió una tarjeta. No recuerdo cómo era la foto, pero su escritura era tan bonita que me enamoré de él en ese instante.

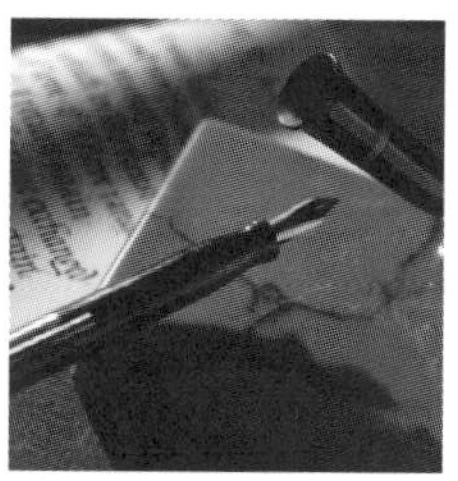

En el pasado, la mayoría de las relaciones se desarrollaban por carta. Expresarte mediante la palabra escrita es una forma de mantener el contacto con el amado cuando estás lejos y puede resultar muy atractivo.

Ahora que vivimos en la era del correo electrónico y de los teléfonos móviles, una simple y vieja carta no parece significar mucho, pero es sorprendente lo romántico que puede llegar a ser recibir una. La próxima vez que te alejes de tu amado, intenta escribirle una carta en la que le digas cuánto le echas de menos y en la que describas lo que te gustaría que hicierais si estuvierais juntos.

Una buena idea...

Si no se te da muy bien escribir a mano, intenta mejorar. Escribe todos los días una misma frase de prueba en la parte superior de una hoja. Compara y contrasta los resultados para ver tus progresos.

El correo electrónico es una forma estupenda de mantener el contacto. Puedes coquetear y la respuesta es casi inmediata, como una conversación. Los ciber-romances han ocupado el lugar de la antigua correspondencia. Una amiga mía tuvo una extraordinariamente intensa con un hombre al que conoció en Internet. «Nos obsesionamos el uno con el otro de forma muy rápida», me dice. «Creo que en los *emails* dejas ver mucho más de ti que cuando estás cara a cara. Llegamos al punto de escribirnos correos para contarnos dónde íbamos a estar los siguientes diez minutos». Cuando por fin se encontraron, tuvieron una pequeña desilusión. «Le había llevado tan alto, que el encuentro real me decepcionó. Pero ahora que estamos de nuevo detrás de la pantalla del ordenador y cada uno en un extremo del país todo vuelve a ser como antes». Si ya tienes una relación, el correo electrónico es una buena forma de comunicarse, incluso si sólo vais a estar separados uno o dos días. Envíale a tu pareja una nota romántica sólo para decirle que le echas de menos. Mejor dejar los mensajes picantes para cuando estéis juntos no vaya a ser que su jefe esté mirando cuando le llegue tu correo.

El sexo telefónico es una buena forma de demostrar a tu pareja lo que la echas de menos y lo que te gustaría estar haciendo con él. Garantiza que el encanto se mantiene aunque estés lejos. Los dos desearéis volver a encontraros más que nunca.

Sin embargo, la reina de las comunicaciones entre los amantes separados por la distancia sigue siendo la correspondencia manual. El hecho de que alguien haga el esfuerzo de escribirte una carta a mano en esta era de las comunicaciones instantáneas es precioso en sí mismo. Cuando planees escribir una carta seductora, elige bien el papel, rocíalo con tu perfume para que él pueda recordar tu aroma o incluso puedes enviar una foto o un pequeño mechón de pelo. Lee *Las amistades peligrosas* de Chorderlos de Laclos para encontrar inspiración: el libro entero está formado de cartas. Trata de la sensual y manipuladora relación entre dos aristócratas y antiguos amantes del siglo XVIII francés, la marquesa Isabelle de Merteuil y el vizconde Sébastien de Valmont. Los dos agotan su apasionada y destructiva aventura amorosa en una serie de cartas. Es una historia sobre la depravación, la crueldad, el poder sexual y el engaño, pero sobre todo demuestra lo poderosa que una carta puede llegar a ser.

Otra idea más...

Si no quieres escribirlo, díselo con una sorpresa. Averigua cómo en la idea 9, *El arte de las sorpresas.*

Sólo pensar en escribir nos resulta molesto a todos los que no hemos vuelto a tocar un bolígrafo desde el colegio. Intenta convertir la escritura en un hábito; la forma más fácil es escribir un diario. Comienza con unas pocas líneas al día. Te ayudará a centrarte en tu vida y a clarificar qué es lo más importante en tu día a día. Eso te ayudará a escribir cartas. Práctica, práctica, práctica. Si estás en una reunión aburrida o en la sala de espera del médico, utiliza ese tiempo para escribir.

La frase

«El cibersexo no es para tanto. Sólo es algo realmente divertido, que no trae ninguna complicación ni efectos secundarios y el mejor método anticonceptivo que puedas encontrar».

Cita de una niña de 16 años tomada del libro *Growing up Digital* (Crecer en la era digital) de Don Topscott

¿Cuál es tu duda?

P Nada parece lo suficientemente importante como para escribirlo. ¿Qué debería decir?

R Quizás tú creas que no es importante pero tu amado puede pensar que sí lo es. Recuerda que sólo el hecho de que hayas realizado el esfuerzo de escribirlo conseguirá que se sienta bien. Imagina que él está delante de ti y dile lo que se te venga a la cabeza.

P Estoy teniendo un romance cibernético con alguien de mi oficina. No ha ocurrido nada real todavía, pero todo indica que pasará pronto. ¿Es una mala idea?

R Todo depende de tus circunstancias. Si ambos estáis solteros y os divertís jugando, hazlo. Si hay otras personas en medio quizás sea mejor que el romance continúe siendo digital. Los ciber-romances son muy seductores y evitas muchas desilusiones como el mal aliento o el olor corporal desagradable.

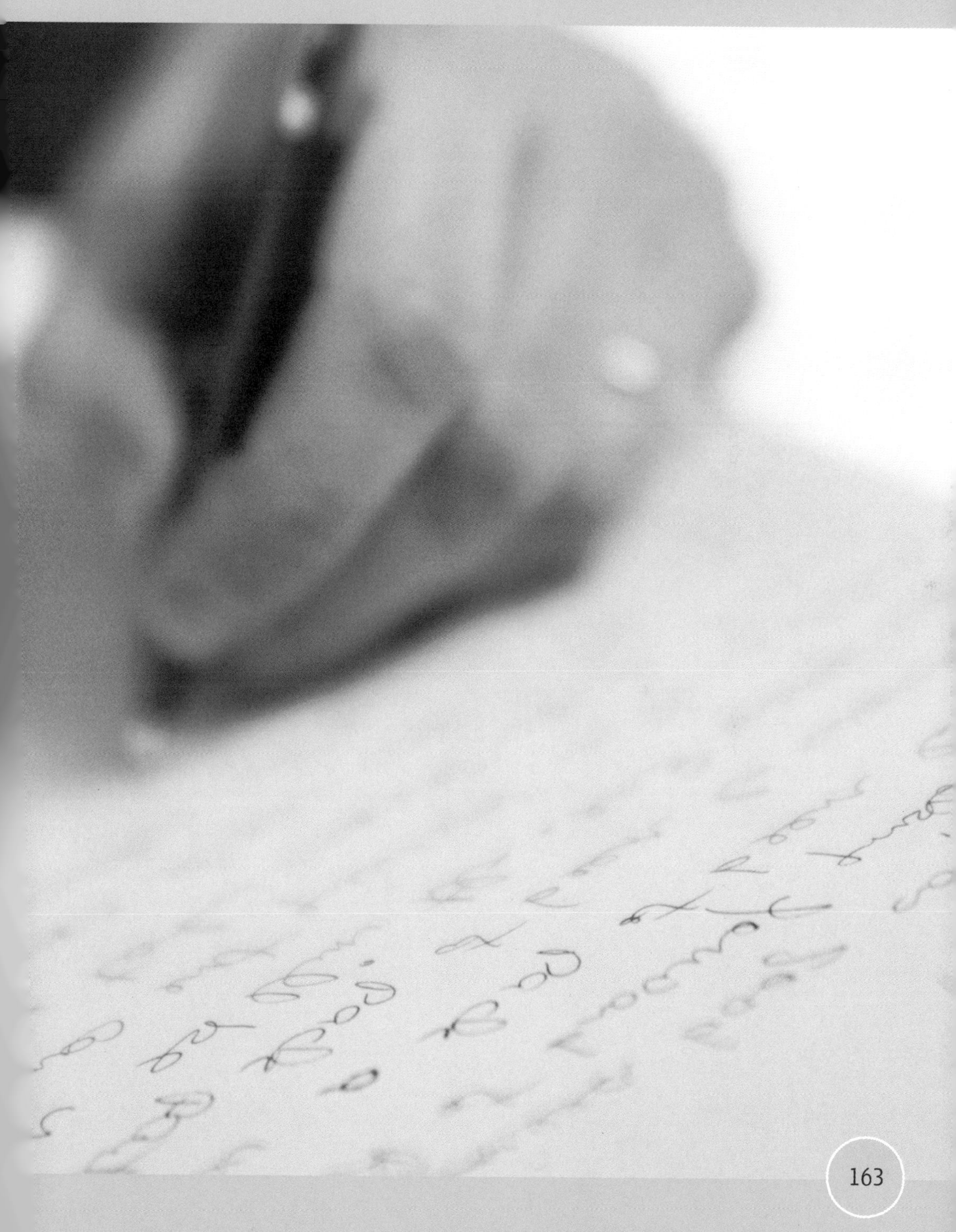

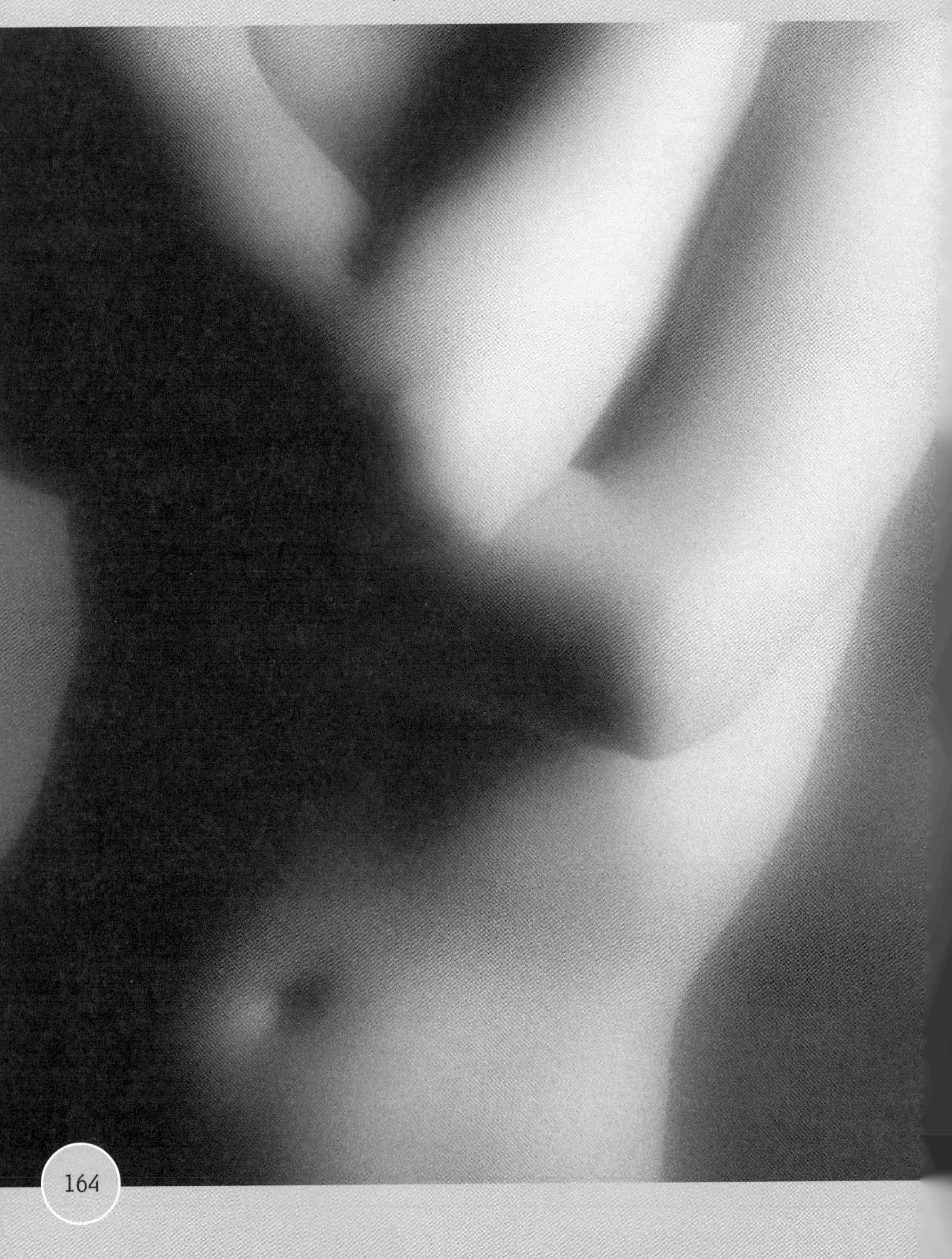

38

La belleza y las curvas

Si hay algo seguro es que el viejo dicho "a los hombres les gusta tener dónde agarrar" todavía es cierto.

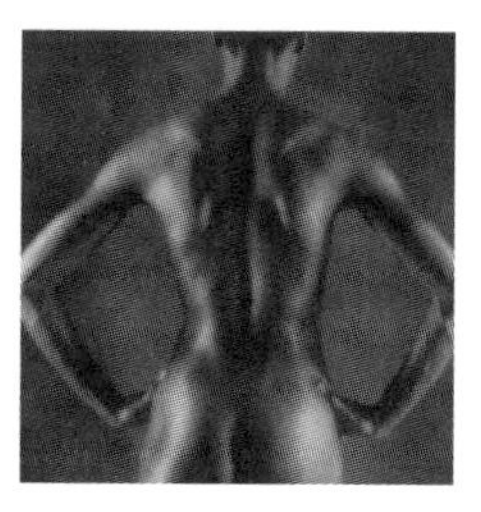

Es una locura. Porque si hay algo seguro es que el viejo dicho de que a los hombres les gusta tener donde agarrar todavía es cierto.

Si eres voluptuosa, debes usarlo ya que juega a tu favor. Vístete con ropas que acentúen tu pecho y tus caderas y así conseguirás que tu cintura parezca más estrecha. Piensa en la imagen de una estrella de cine clásica. Tengo una amiga que está entre la talla 44 y la 46. Es muy bonita pero su confianza flaquea cuando piensa que está demasiado gorda. Ha pasado años soportando horribles dietas que conseguían que se sintiera fatal, pero su cuerpo seguía siendo el mismo. «Un día caminaba a casa desde el trabajo, hacía sol y yo llevaba una camiseta y una falda larga de flores. Mi pelo estaba suelto y yo me sentía animada. Un extraño se acercó a mí y me regaló una rosa. Me dijo que llevaba todo el día esperando para regalársela a una mujer que representara su ideal de belleza. Fue la primera vez que me di cuenta de que soy sexy tal y como soy».

Una buena idea...

Si tus músculos están tonificados, nunca parecerá que no tienes forma física, aunque seas muy voluptuosa. Deberías hacer pesas, sentadillas y flexiones todos los días. Moldea todas esas preciosas curvas hasta que sean irresistibles.

Un hecho que se cita con frecuencia es que Marilyn Monroe tenía la talla 44. La primera vez que oí el dato, no podía creerlo. Pensaba que era imposible que un *sex symbol* pudiera tener esa talla más bien... grande. De hecho, si la observas contoneándose por la plataforma en *Con faldas y a lo loco* podrás ver que posee lo que podríamos llamar unas caderas de matrona. Pero no se puede negar que es una de las estrellas de cine más sexy de todos los tiempos.

La lección que debemos extraer es que si las tienes, presume de ellas. Viste tops que acentúen tu escote y sujetadores que saquen el mayor partido a tu pecho. Si eres bajita debes evitar las rayas horizontales que achatan tu imagen; elije las rayas verticales o los colores lisos. Viste ropas y colores que acentúen tu feminidad; largos vestidos de flores, colores pastel, encaje (insinuado en el escote, claro). Si te preocupa que tu trasero sea demasiado grande, ponte pantalones sueltos que se abrochen a un lado; este tipo de pantalón aplana el estómago y minimiza el trasero.

El ideal esquelético al que se supone que tenemos que aspirar es sólo algo que los diseñadores han propagado y que el *marketing* refuerza, según mucha gente dice. Sin embargo, el ideal de cuerpo femenino durante siglos ha sido el cuerpo en forma de pera o de reloj de arena.

Menos del tres por ciento de las mujeres del mundo tienen la talla de las modelos que nos saludan desde las portadas de las revistas. Debemos concluir entonces, que el 97 por ciento restante no son atractivas. Eso significa que hay un tremendo número de mujeres poco atractivas que se casan, que tienen relaciones, se enamoran y tienen niños todos los días. Imagina. Creo que van a ser las revistas las que se equivocan.

Lee la idea 12, *El poder de una lencería atractiva*, para saber cómo sacar el mayor partido a la forma de tu cuerpo con la ropa interior.

La otra buena noticia es que estar un poco rellenita hace que parezcas más joven. El poeta inglés John Dryden dijo: «He decidido que voy a engordar y parecer joven hasta los cuarenta; así después caminaré por el mundo con mi primera arruga y la reputación de tener veinticinco». Es una forma poética de describir una realidad inevitable: cuando una mujer se hace mayor debe elegir entre su rostro y su trasero. No puede mantener a los dos en las mismas condiciones que cuando tenía veinte años.

Por esa razón, el doctor Jean-Louis Sebagh, uno de los más importantes expertos europeos en belleza y botox recomienda a las mujeres que han pasado los 35 que no pierdan peso.

«Sé que hay noches en las que tengo el poder. Entonces me pongo algo y voy a algún sitio y si hay algún hombre que no me mira es porque es homosexual».
KATHLEEN TURNER, actriz

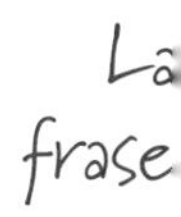

P **No puedo soportar el tamaño de mis pechos. Son enormes. Me avergüenzo de ellos. ¿Cómo puedo esconderlos?**

R *Estás hablando con una mujer cuya mayor ilusión en la vida era llegar al momento del embarazo en que sus pechos pasaban de una talla 85 a una 105, así que imaginarás que no simpatizo mucho con tu problema. Supongo que todos queremos lo que no tenemos, pero no hay escape para la realidad de que a los hombres les gustan los pechos grandes. No sé por qué, debe estar relacionado con las madres, pero es así. Sí, hay cosas que puedes hacer para disimularlos, los sujetadores especiales y usar ciertos colores en la ropa pueden disminuir el efecto pero ¿por qué molestarse? Debes estar orgullosa de tu pecho. Llévalo con gracia, no te encorves ni trates de esconderlo. Mujeres de todo el mundo se mostrarían celosas y los hombres se inclinarán en tu honor.*

P **Todo esto está muy bien. Pero, ¿dentro de toda mujer gorda no hay una delgada que lucha por salir?**

R *Si tu peso te hace sentir realmente infeliz entonces puedes hacer algo. Sigue una desintoxicación de una semana (sin azúcar, sin harina, sin leche) y observa cómo desaparece el exceso de peso. No me culpes si tu novio empieza a quejarse.*

39

Échale sal a tu vida

Ha llegado el momento de revigorizarte con algo completamente diferente.

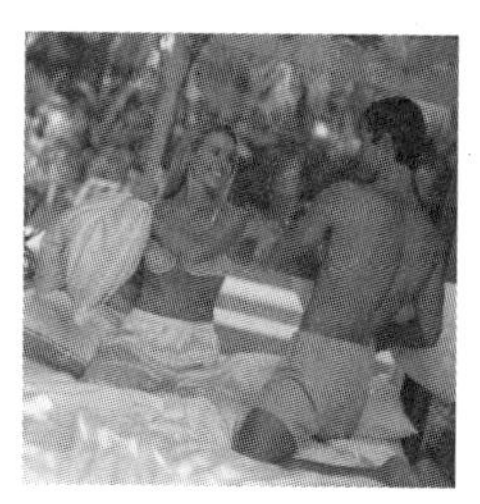

Ya has dado un importante paso al comprar este libro. Está abarrotado con consejos sobre cómo mejorar tu sensualidad y tu vida. Otro paso importante es lograr que la rutina forme parte del pasado.

Piensa diferente que los demás. Sé tu misma y haz lo que te apetezca. No estoy sugiriendo que desaparezcas, sino que uses un poco tu imaginación para echarle un poco de sal a tu vida diaria y para que mejores tu imagen de seductora. Presta más atención a las cosas que tienes alrededor, saca la parte positiva y fabrica situaciones sexy donde antes no lo hacías.

Por ejemplo, tu despertador suena a las siete en punto, te levantas, te das una ducha, comes algo y sales corriendo hacia el metro o el autobús para ir al trabajo. Lo mismo casi todos los días. Sin embargo, algunos días, algo distinto rompe la monotonía: un músico callejero que toca tu canción favorita, una historia en el periódico que te hace reír, una

Una buena idea...

Sorpréndele ofreciéndote a lavarle el coche y vístete con una blusa corta, unas medias y un liguero. Los vecinos te estarán eternamente agradecidos. Usa tu imaginación para sorprender a la gente, ¡y a ti misma!

breve mirada de un pasajero que despierta tu mente dormida. Pero para darte cuenta de estas cosas debes estar receptiva y sentirte preparada para recibirlas.

Trata de vivir cada día como si fuera una aventura. Es un tópico muy viejo, pero vive cada día como si fuera el último. Si eres realista, sabes que nunca podrás hacerlo porque nunca irías a trabajar pero, ¿captas la idea? En vez de pensar: «Dios me odia, odio el viaje hasta el trabajo», piensa: «¿Qué o quién me esperará hoy al volver la esquina?». Y si no eres tan optimista como para pensar que te puede suceder algo emocionante a las 8 de la mañana, lleva contigo algo excitante, como una novela llena de sexo salvaje y de aventuras. Lee *Las amistades peligrosas* o *La vida sexual de Catherine M.* en el tren (al menos conseguirás excitar la imaginación de cualquier viajero que lea sobre tu hombro).

Debes adoptar la misma actitud en tu vida sexual y en tu relación. «Si puedes elegir qué hacer el fin de semana, escoge siempre la opción más excéntrica», dice un amigo mío que tiene un éxito superior que la media con los miembros del sexo opuesto. «Me parece mucho más excitante ir a patinar, o a dar un paseo en barca por el río, u organizar un paseo por el campo que simplemente quedar para cenar». El romance suele abandonar pronto una relación; trata de mantenerlo vivo pensando en cosas diferentes que podáis hacer. Piensa en lo mucho que significó el principio que tu pareja aceptara tener una cita contigo. Trata de recuperar ese sentimiento y de mantenerlo, al menos por una noche de vez en cuando. Aumenta el encanto y la excitación de estar juntos haciendo algo que normalmente no hagáis. Reserva un vuelo en oferta para una ciudad en la que nunca hayáis estado, pasad todo el día en la cama dándoos fresas el uno al otro o haced algo que siempre hayáis querido pero a lo que nunca os hayáis atrevido, como hacer puenting o ponerte un disfraz de enfermera.

Otra idea más...

Échale sal a tu vida con un masaje. Para obtener más detalles, ve a la idea 31, *¿Te apetece un masaje?*

Si no tienes una relación, trata también de romper tu rutina. Si normalmente pasas las tardes de sábado viendo la tele, salta del sofá y ve a visitar un museo. «Los museos son estupendos para ligar», me dice un amigo de veintiún años. «Son sitios a los que las mujeres van solas normalmente y comenzar una conversación es fácil, sólo tienes que preguntar su opinión sobre algún cuadro. Y a ellas les encanta el simple hecho de que estés allí, eso quiere decir que eres un tipo sensible, al que le gusta el arte».

La frase

«El variedad es la sal de la vida».
Proverbio del siglo XVIII

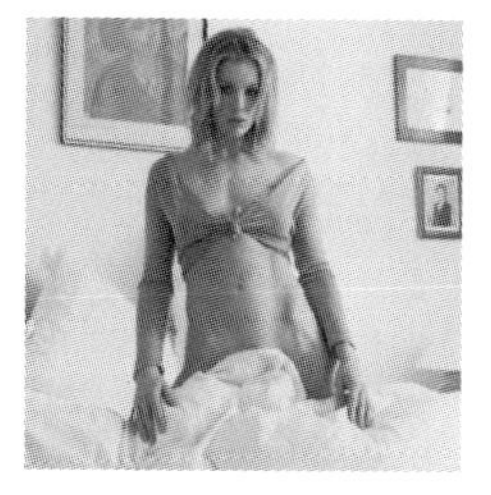

¿Cuál es tu duda?

P **No se me ocurre nada diferente para hacer con mi novio en su próximo cumpleaños. ¿Alguna idea?**

R *¿Qué tal echarle sal de forma literal a su vida con un curso de cocina? Si vives en una gran ciudad, te resultará muy sencillo encontrar uno interesante, pero también los hay en Internet. No subestimes el valor de las especias. Llena tu despensa con jengibre, cilantro o canela y experimenta algunas recetas nuevas y seductoras. El jengibre es curativo y resulta una forma estupenda de comenzar el día. Toma una pizca con la punta de un cuchillo y echa agua hirviendo sobre ella. Seguro que te despiertas.*

P **¿Alguna idea más?**

R *Los hombres no son complicados de agradar. Si tienen comida, bebida, sexo y están cómodos suelen ser bastante felices. De toda la lista, probablemente el sexo sea lo primero así que necesitas inventar algo en lo que sea el protagonista. ¿Por qué no ofrecerle hacer realidad alguna de sus fantasías como regalo? Si eso significa que tienes que disfrazarte de conejito, tendrás que hacerlo. Después de todo, es su cumpleaños. También puedes ser su esclava sexual durante dos horas, pero asegúrate de que después él te devuelva el favor.*

40

Citas sexy

Bueno, por fin tienes una cita con él. Ahora o nunca. Necesitas asegurarte que después va a querer volver a por más.

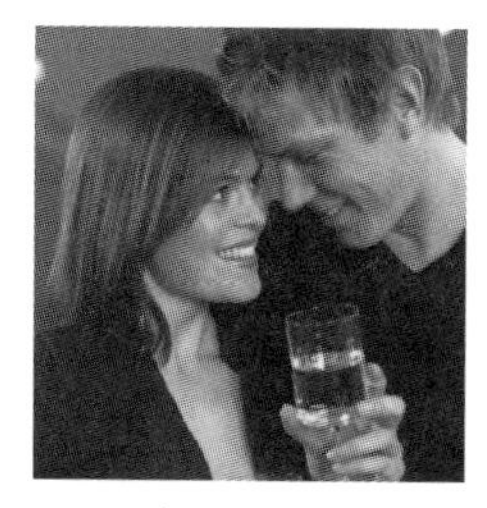

Aunque siempre hay sitio para una o dos cenas románticas en el itinerario de citas de cualquiera, debes lograr que tus preparativos para una primera cita no se limiten a hacer una reserva en un restaurante.

Lo más importante es recordar que tener una cita no significa necesariamente que vayáis a acabar en la cama. De hecho, las citas más sexy son aquellas que hacen que el deseo aumente y te haga estremecer. Deberían dejarte preguntándote qué vendrá después y con la necesidad de querer más.

«Recuerdo las primeras citas con mi marido», me cuenta una amiga. «Nos encontrábamos durante el día, íbamos a museos, al cine, caminábamos por el parque, bebíamos chocolate caliente. Totalmente adorable y romántico. Cuando por fin nos acostamos, fue genial y todo este tiempo previo hizo que fuera más excitante».

Una buena idea...

Las citas sexy no tienen por qué limitarse a la primeras. Si ya lleváis juntos un tiempo, podéis probar algo radical como asistir a una clase nocturna. Podéis ir a bailar tangos o a aprender un idioma juntos. Observar cómo alguien aprende y mejora es muy seductor.

Otra amiga me habló sobre un hombre que le daba un apasionado beso después de cada cita y la dejaba siempre queriendo más. «Comencé a preguntarme si estaba haciendo algo mal. No podía creer que después de besarme no me preguntara si podía acompañarme adentro. Un día después de dos semanas de besos conmovedores, me regaló un viaje sorpresa a París y me sedujo en cuanto estuvimos en la habitación del hotel. Mereció la pena esperar».

Trata de hacer algo inusual que aumente tu atractivo para tu cita. Te sorprenderás de lo divertido que puede resultar si piensas un poco y utilizas un poco tu imaginación. Tanto para un hombre como para una mujer es importante saber que tu pareja ha pensado en la cita y la ha preparado para que fuera un día especial. «Una vez recibí una tarjeta de un chico con el que había salido un par de veces», me cuenta una amiga. «Dentro había una moneda. La tarjeta decía que había reservado un hotel para el fin de semana y que debía lanzar la moneda para decidir si iba o no con él. Si era cara acudiría. Lancé la moneda y descubrí que era de doble cara, ¡no tenía elección! Encontré la idea tan encantadora que no pude resistirme».

A continuación tienes algunas ideas inspiradoras:

1. Ir al cine, al teatro, la ópera o el ballet. No es muy original pero sigue funcionando. Elige algo que no sea muy romántico ni muy agresivo. Algo que os guste a los dos.

2. Ir a bailar. El primer baile es algo que se recuerda siempre.

3. Un paseo por la playa. O por la ribera de un río o un viaje en barco. Las salidas al aire libre son muy románticas, incluso bajo la lluvia.

Otra idea más...

Si todavía no has conseguido la cita de tus sueños, recuerda las bases de una conversación inicial en la idea 5, *¿Estudias o trabajas?*

4. La ciudad. Museos, tiendas, cafés, bares. Todo lo que tiene la ciudad que ofrecer, visto con otros ojos.

5. Un fin de semana romántico. Esta es la excepción a la primera cita sin sexo. Que alguien te sorprenda con un fin de semana en un lujoso hotel es muy sexy, siempre que sepas que el otro siente igual que tú.

Los cinco magníficos de las citas que no son sexy en mi opinión son los siguientes:

1. Cualquier salida que incluya una tienda de campaña.

2. Ir a tomar una cerveza con los compañeros después del trabajo. No gracias, si tú quieres ir, yo me quedaré en casa lavándome el pelo.

3. Ir a un restaurante italiano y actuar como si lo fueras.

4. Todo lo que suponga ir al campo y estar horas aguantando el frío. Si quiere verte con pantalones cortos, que te lleve a la playa. El golf es una excepción, para quien le guste.

5. Ver la tele, a no ser que sea una película erótica. E incluso así no debería suceder antes de las primeras diez citas.

La frase

«La bisexualidad incrementa de forma automática las oportunidades de conseguir una cita de sábado noche».
WOODY ALLEN

¿Cuál es tu duda?

P **¿Qué pasa si eres tú la que invita a salir a un hombre?**

R *Bien por ti. Como dije antes, los hombres son sencillos de complacer. Pero aún así debes intentar usar tu imaginación. Organiza algo que sea original y que él no haga con frecuencia. Ir al teatro o, si tienes confianza con él, ¿por qué no ir juntos a comprar lencería?*

P **Soy demasiado tímida para pedirle a alguien una cita, así que de pensar en cosas diferentes para hacer ni hablamos. ¿Qué sugieres?**

R *Que no pienses en ello como en una cita. Si es necesario invita a otros amigos. Haced algo sencillo como dar un paseo. No fuerces tu máquina.*

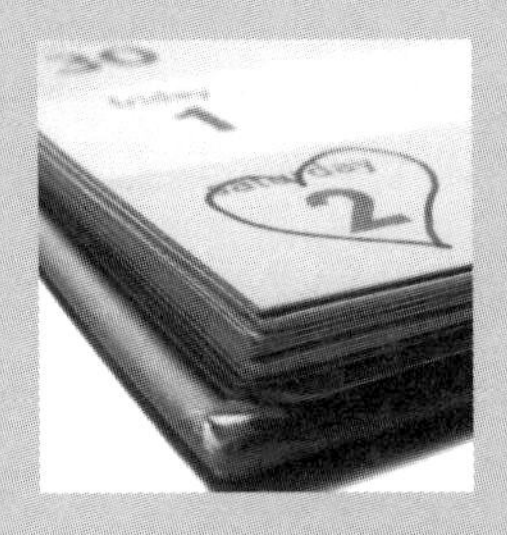

41

Sexo sexy

La cita fue muy bien. Ha llegado el momento de ir a la cama. ¿Qué pasa ahora?

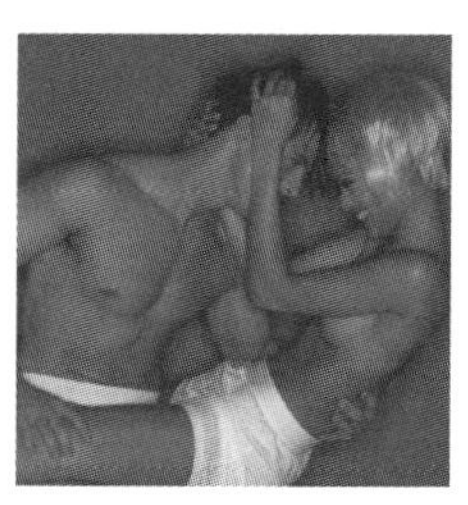

El sexo es un deporte de equipo. Si tu pareja no disfruta, hay muchas posibilidades de que tú tampoco lo hagas.

Lo primero que necesitas es conseguir la atmósfera adecuada. La mayoría de las personas encuentran complicado concentrarse en el sexo si hay perturbaciones ambientales. Así que baja las luces, descuelga el teléfono y cierra la puerta.

Para las mujeres el sexo tiene tanto que ver con las posturas como con la cabeza. Necesitan sentirse a gusto, alegres, atractivas, enamoradas. No es fácil que se den todas estas cosas a la vez. No me canso de enfatizar la importancia de crear el ambiente correcto para el sexo y aquí entra lo de crear un poco de suspense. Recuerda que la seducción no comienza en el dormitorio. Lo ideal es que comience en el momento en que abres los ojos. Una forma de lograrlo es insinuarse durante todo el día, por mensajes, email o teléfono, y también comprar ropa interior sexy, una botella de champán rosa y crear un ambiente en el que ambos os sintáis relajados y contentos.

Una buena idea...

Una cosa que siempre funciona con los hombres es el sexo oral. Hazte una experta. Tu pareja te lo agradecerá eternamente.

Pero incluso con la ayuda de una luz tenue y de música romántica puede que una mujer no llegue al orgasmo si es la primera vez que está en la cama con una nueva pareja. «Sencillamente me resulta imposible alcanzar el orgasmo durante el sexo», me dijo una amiga. «A veces siento que estoy cerca, pero desaparece enseguida». Lo que es probable que le ocurra es que le entre el pánico y sea incapaz de relajarse. Pero hay ciertas posturas en la que es más probable que una mujer tenga un orgasmo y que deberías probar si tienes problemas. Por ejemplo, si la mujer se coloca encima, su clítoris tendrá un contacto directo con el hueso púbico de él. Si el hombre está encima, puede colocarse cerca de la mujer y frotar su pubis contra ella para estimular su clítoris. En otras posturas, él puede utilizar su mano para llevarla al orgasmo o puede hacerlo ella misma. El vibrador también es útil en los casos en que alcanzar el orgasmo es complicado.

Hay otras posturas que pueden provocar a la imaginación y al cuerpo. La del misionario modificada es una de ellas, es la misma postura pero con las piernas de ella sobre los hombros de él. La penetración es más profunda así como la estimulación del clítoris, pero sólo puedes hacerla si eres flexible porque es ligeramente incómoda.

Además de divertido, hacer el amor de pie es una de las mejores formas de estimular el punto G, así que probar a tener sexo contra una pared o con ella sentada en la encimera de la cocina y con él delante. Estas posturas tienen la ventaja de que permiten el contacto visual lo que hace que el sexo sea más erótico. Esta posición también es buena para él, porque le permite empujar con más fuerza que otras. La penetración desde atrás es también buena para alcanzar el punto G.

Otra idea más...

Sé exótica y étnica y prueba algo diferente. Ve a la idea 46, *La tentación tántrica*.

Una variación de la postura cuando ella está encima es colocarse de espaldas a su rostro, mirando sus pies. Para él es ideal, porque permanece tumbado y con unas vistas estupendas del trasero de ella. También es estupenda para las mujeres tímidas porque pueden estimularse manualmente sin que nadie las mire. Así que esta puede ser la postura ideal para asegurarte de que tienes un orgasmo con tu nueva pareja.

La frase

«Un hombre se enamora por los ojos, una mujer por los oídos».
WOODROW WYATT, periodista

¿Cuál es tu duda?

P Nunca recuerdo nada de esto cuando estoy en la cama. ¿Es de muy mala educación llevar un libro contigo?

R *Bueno, pues sí. Sin embargo, si conoces a tu pareja lo suficiente, puedes hacer algo divertido: usa un libro como guía para que ambos experimentéis nuevas posturas. Probadlas, echaros unas risas y repetid las que más os gusten una y otra vez.*

P ¿No es posible disfrutar con unas relaciones sexuales normales?

R *Por supuesto que lo es, y probablemente sea lo que hagas la mayoría del tiempo. Esta idea es para esos momentos extrasensuales en los que te sientes especial.*

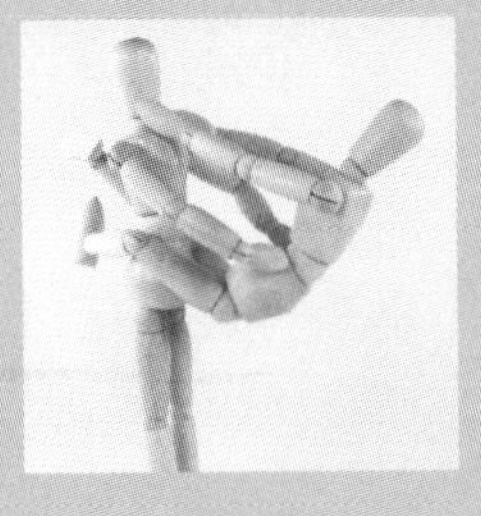

42

Afila tu lengua

Mi padre siempre decía que la única forma de aprender correctamente un idioma es echarte un novio que lo hable.

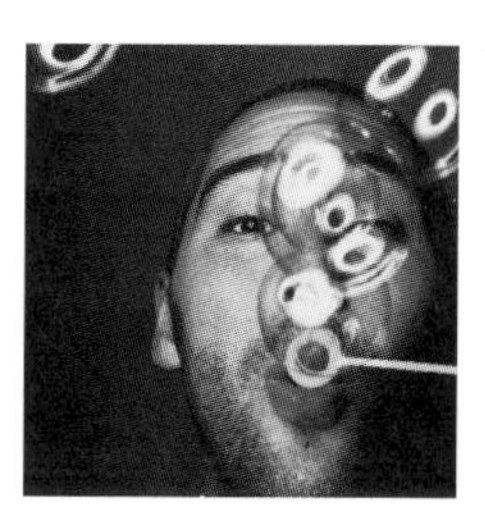

Él es italiano y habla ocho idiomas. Mi madre no hablaba italiano cuando lo conoció pero tres semanas después se defendía en esta lengua de forma fluida. Eso prueba o que la teoría de mi padre funciona o que ella es estupenda aprendiendo idiomas.

Las personas que hablan varios idiomas son muy atractivas: es una prueba de inteligencia, sofisticación (es una prueba de que has viajado por el mundo) y de fuerza de voluntad (todos sabemos que aprender un idioma sólo es un juego de niños cuando realmente eres un niño). Los españoles no son muy buenos aprendiendo otros idiomas. Los ingleses tampoco. En Suecia, donde yo crecí, hablar tres idiomas es algo muy normal.

El problema con los ingleses es que no tienen mucha motivación para aprender otras lenguas porque todo el mundo habla la suya. Sea cual sea tu nacionalidad, ser políglota te convierte en una persona más inteligente, atractiva y sexy y sé de primera mano que los hombres encuentran atractiva a una mujer que puede hablar una lengua extranjera

Una buena idea...

Cuando compras un DVD de una película tienes multitud de opciones. Puedes ver la película en su idioma original y con subtítulos. Visiónala primero con subtítulos y después sin ellos. Observa lo que entiendes y vuelve a la versión subtitulada para afianzar lo que has aprendido.

de forma fluida. Imagina que estáis en vuestro primer fin de semana en París. Tu pareja te ha dado esa estupenda sorpresa. En el restaurante, eres capaz de discutir la carta de vinos en francés con el *sommelier*. Eres capaz de moverte por la ciudad sin esfuerzo y resultas increíblemente chic cuando lo haces. De esta forma, él se sentirá mucho más impresionado que si sólo eres capaz de decir el par de frases que vienen en tu guía.

Ahora que tenemos una Europa mucho más unida, ha llegado el momento de caminar juntos y de que nos preparemos para hablar con nuestros nuevos amigos. ¿Por qué no en su lengua nativa?

Así que, ¿cómo podemos hacerlo?

Hay muchas posibilidades. Internet es una de ellas. Hay páginas que ofrecen cursos gratuitos que te envían la lección a tu correo electrónico todos los días. Otra cosa es que tengas tiempo de leerla. Prueba con un buscador y a ver qué encuentras. También puedes asistir a un curso presencial, pero si sólo tomas lecciones dos veces a la semana conviene que las complementes escuchando programas de radio o viendo la tele en ese idioma.

En esta era de los satélites y la banda ancha, no hay razón por la que no puedas escuchar la lengua que quieres aprender en la comodidad de tu hogar. Cuando me fui a vivir a Francia, averigüé que escuchar la radio era una forma estupenda de aprender el idioma. Al principio no entendía casi nada, pero luego encontré una emisora que repetía más o menos lo mismo cada quince minutos, así que si no había entendido la primera vez, podía escucharlo de nuevo. Sintoniza radios en francés, alemán, inglés o incluso en ruso y mejora tus habilidades lingüísticas.

Otra idea más...

Si te resulta fácil aprender idiomas, seguro que te ocurre igual con la música. Averígualo en la idea 20, *Tócala otra vez.*

Viajar a un país en que se hable el idioma también es una forma estupenda de comenzar. Muévete con tu libro de frases y trata de hablar con el mayor número de gente posible. El problema que puedes encontrarte es que ellos quieran utilizar el encuentro contigo para tener una lección de español. Libérate diciéndoles que eres mitad española y mitad cualquier otra nacionalidad. O simplemente imparte la clase. También es una estupenda forma de conocer a una potencial pareja.

Una vez que hayas adquirido un nuevo idioma, tienes que usarlo. Recuerda que tu abanico de posibles novios se ha incrementado de forma considerable. Los franceses piensan que su lengua hablada con acento español es muy sexy. Así que si has aprendido francés tienes que ir directa a París. Pero tampoco necesitas dejar el país para mejorar tus habilidades. Si has aprendido italiano puedes llevar a tu pareja a la ópera e impresionarle traduciendo el libreto. Lo mismo funciona para el alemán, pero tendríais que pasar unas cuantas horas escuchando a Wagner, lo que podría suponer el final de la cita.

La frase

«La vida es un idioma extranjero que los hombres no saben pronunciar».
CHRISTOPHER MORLEY, escritor americano

¿Cuál es tu duda?

P Es inútil. Se me dan fatal los idiomas. ¿Qué puedo hacer?

R Al menos hablas uno, ¿no? Entonces, ¿qué es lo que te frena para que hables otro? Sólo debes concentrarte, sumergirte y sorprenderte de todo lo que aprendes. Sé positiva, como una amiga mía que hace poco comenzó a aprender ruso. Dice que es increíblemente difícil, pero como no sabía ni una palabra cuando empezó, cualquier pequeño progreso resulta un logro. Su meta es conocer a un guapísimo ruso algún día y perfeccionar su pronunciación.

P ¿Qué idioma debería elegir?

R Ayuda si te interesa la cultura que lo acompaña. El portugués significa que te sentirías como en casa en Portugal y Brasil. Obviamente, los más útiles son los europeos. Pero si te sientes aventurera puedes optar por el ruso, muy sexy (piensa en Un pez llamado Wanda*) o el chino, que parece ser el idioma del futuro y que le resultará fascinante a cualquier persona que conozcas.*

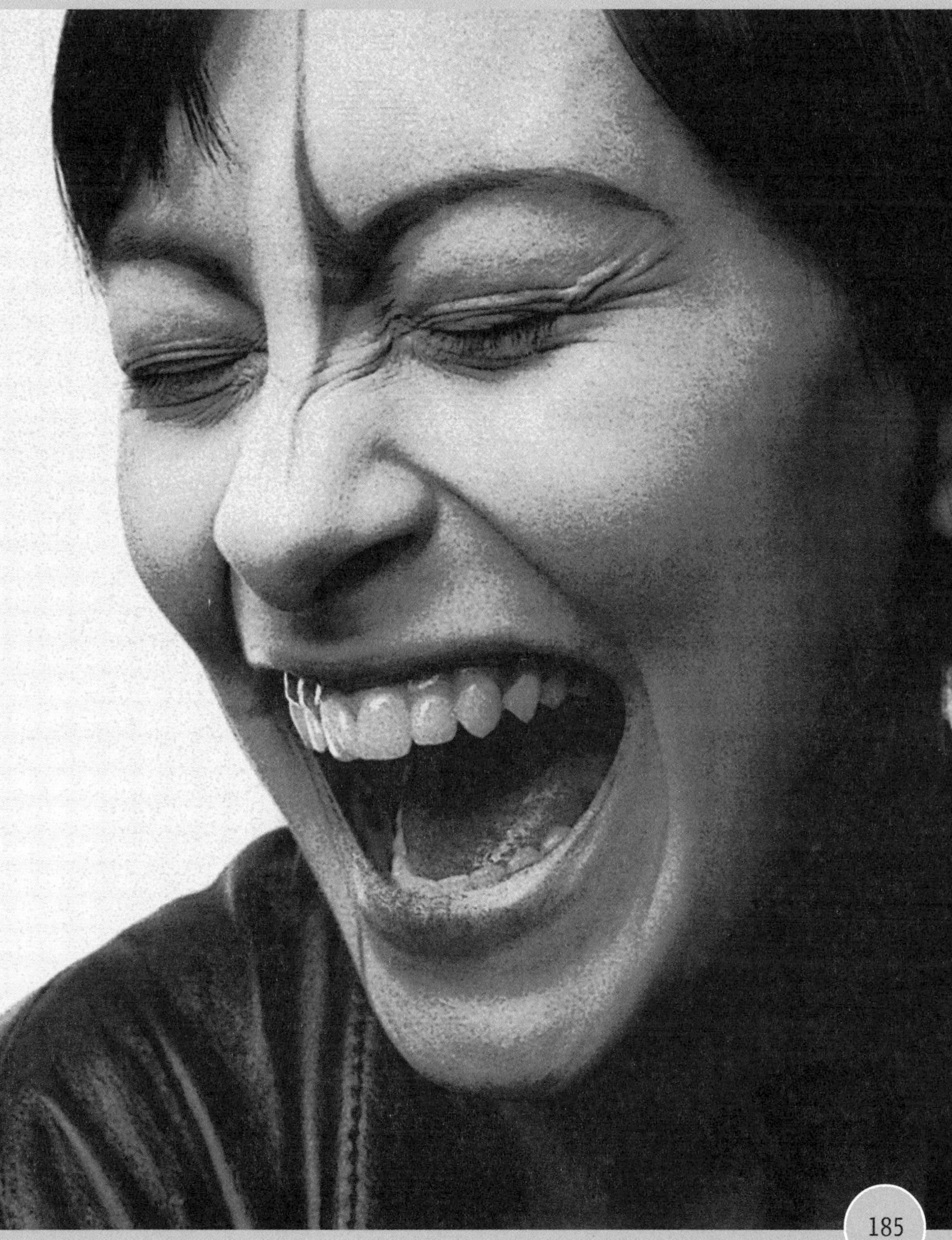

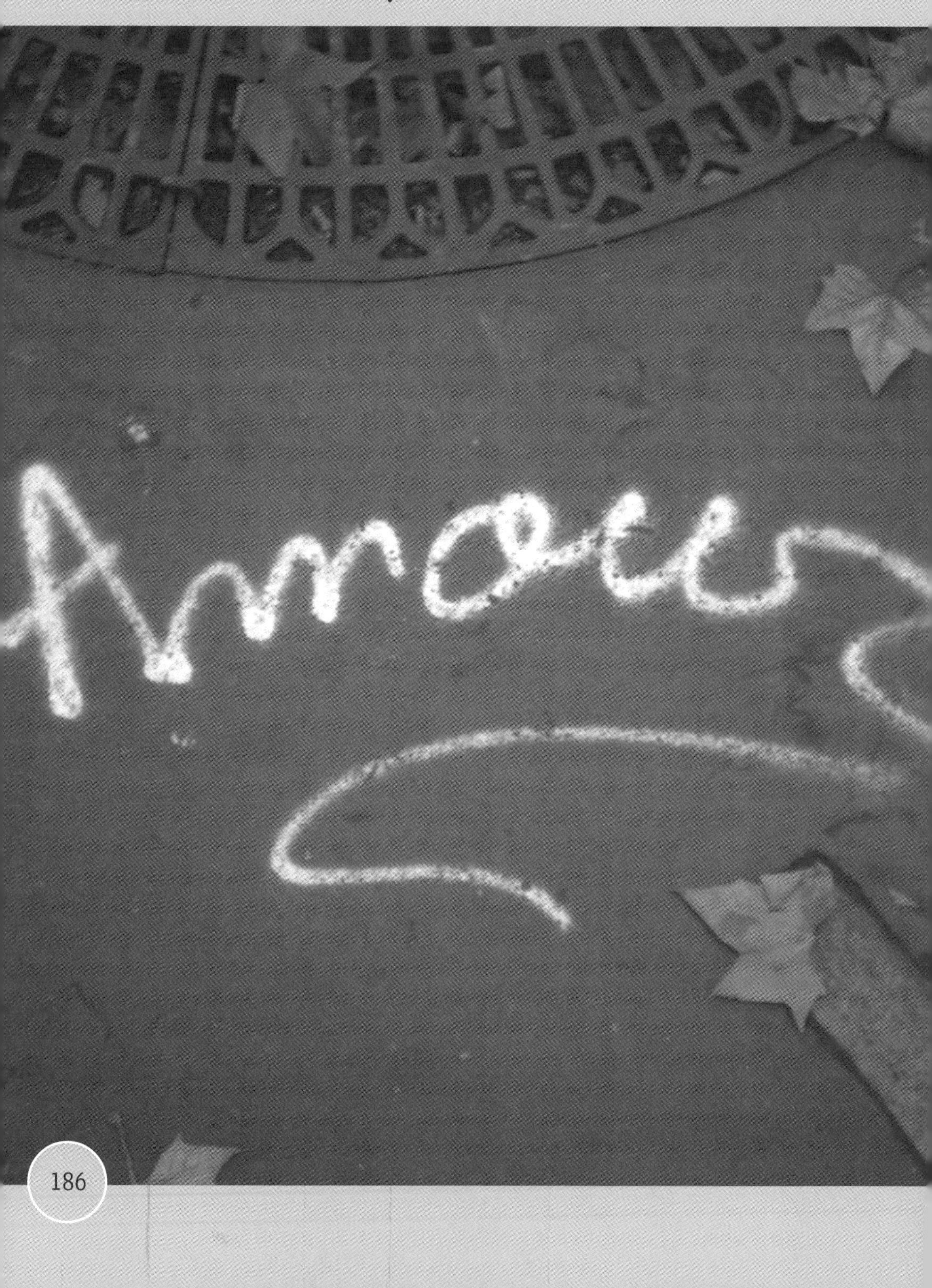

43

Tiene algo especial, un *no sé qué...*

¿Qué ocurre con los franceses? Su mismo idioma está lleno de connotaciones seductoras. *Femme fatale, lingerie, boudoir...* ¿Entiendes lo que digo?

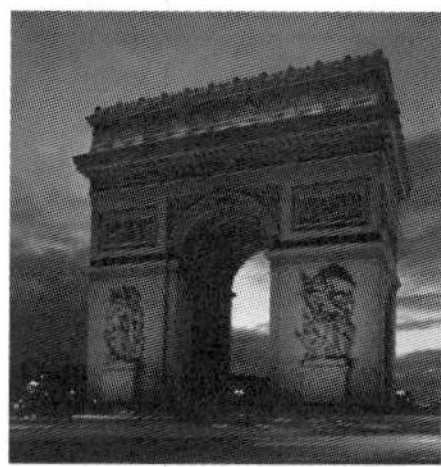

Podemos aprender algunas cosas de los franceses. Por ejemplo, que a veces nuestra parte sexy sale de forma natural y a veces hay que darle una ayudita. El esfuerzo merece la pena.

Las mujeres francesas son muy seductoras. De hecho, uno de mis amigos llega a decir que están programadas para seducir. Estuve hablando recientemente con una amiga sobre este tema. Tenía a su perrito Yorkshire en su regazo. «¿Para qué piensas que están programadas el resto de mujeres europeas?», le pregunté. Miró a su perro y sonrió. «Para abrazar a sus perritos», me contestó.

¡Esto tiene que cambiar! Chicas, ha llegado el momento de poner un toque francés en nuestras vidas.

Una buena idea...

Los franceses prestan mucha atención a los detalles, así que no debes escatimar en tus complementos. Siempre debes comprar el bolso y los zapatos más caros que te puedas permitir. Un chal siempre resulta imprescindible, así como un vestido negro de cóctel. Intenta siempre tener un buen fondo de armario y que tus básicos sean de buena calidad; el resto vendrá solo y tendrás un aspecto chic y sexy sin prácticamente haberte esforzado.

Así que, ¿cómo lo hacemos? Bueno, lo primero es la actitud. Las francesas poseen una confianza natural (algunos dirían que incluso resultan estiradas). El lugar de dónde viene esa confianza nadie lo sabe, pero se pasean por los bulevares como si fueran suyos. Así que necesitas pensar como una francesa e imbuirte de confianza interna y de seguridad. Eres sexy y no dejes que nadie te diga otra cosa (especialmente esa dubitativa voz interior).

Las mujeres francesas son chics y elegantes, otro elemento esencial para resultar atractivas. Pero, ¿cómo adquirir súbitamente ese don innato? El mejor sitio por el que comenzar es por la ropa interior. Ahora que estás pensando como una francesa, es hora de librarte de tus descoloridas braguitas de algodón e invertir en otras más estilosas. Si vistes una adecuada y preciosa ropa interior te parecerá que has perdido tres kilos, te sentirás maravillosa, y no querrás cubrirla con nada que sea menos estiloso.

El maquillaje y el pelo también resultan esenciales. Un mantra fundamental de las mujeres francesas es «natural pero no casual». Así que elige brillos de labios, coloretes sutiles y no maquilles los ojos en exceso. Ve a que te ricen y tiñan las pestañas; así tendrán un aspecto formidable sin necesidad de que te pongas el rimel desde primera hora de la mañana. Un depilado de cejas hecho por un profesional logra abrir tu mirada y te quita un montón de años.

Las mujeres francesas suelen ser delgadas. Aquí tienes unos pequeños consejos de alguien que ha vivido allí durante años. A pesar de que he tenido tres niños, peso muy poco más de lo que pesaba en la universidad. Y recuerda que la clave de las francesas en cuanto a la comida es moderación y no privación.

Otra idea más...

Una vez que has mejorado la actitud, perfecciona también el lenguaje. Comprueba cómo en la idea 42, *Afila tu lengua.*

- Pide una ensalada verde siempre que tengas oportunidad.
- Al llegar a una fiesta, bebe primero un agua mineral.
- Come chocolate que sea de verdad.
- Sírvete siempre pequeñas porciones.
- Elige siempre queso de cabra mejor que ningún otro.
- Elige siempre aceitunas para el aperitivo en vez de frutos secos o patatas fritas.
- Nunca bebas alcohol después de que haya acabado la comida.

El carácter y el sentido del humor francés es una parte importante del resultado final. Parecen tener un refinado sentido del humor y una marcada personalidad. No olvides que las mujeres francesas descienden del linaje de los libertinos. Su cultura está llena de mujeres independientes y sexualmente activas, y las actuales siguen su ejemplo. Lee Colette, Anaïs Nin y Emanuelle; ellas te inspirarán.

Las mujeres suelen adorar a los hombres franceses, en gran parte debido a su acento. Les encantan los restaurantes franceses y en todas llevan dentro el sueño de ir con su amado a París.

La frase

«La elegancia es el arte de pasar desapercibido».
COCO CHANEL

P **Soy de Burgos y París me suena un poco lejos. ¿Cómo voy a convencerme a mí misma, por no hablar de los demás, de que soy una chica chic de Montparnasse?**

R *Esto trata de la imagen externa y de la que uno tenga de sí mismo. Sólo necesitas creértelo. No te limites a leer el capítulo, pon en práctica las ideas. Recuerda, sobre todo debes hacer un esfuerzo. Las mujeres francesas se horrorizan al saber el poco tiempo que algunas europeas dedican a su belleza. Saca tiempo para mimarte al menos una vez a la semana. Ponte ropa interior bonita. Nutre tu feminidad. No la des nunca por supuesta.*

P **Es difícil definir cómo debería vestir una mujer francesa. ¿Dónde puedo investigar?**

R *Puedes ver algunas películas francesas; hay muchas, sólo tienen la pega de que las mujeres no permanecen mucho tiempo vestidas. Otra opción es comprar revistas en las que entrevisten a actrices famosas como Juliette Binoche, Isabel Adjani y Emmanuelle Béart. También puedes echar un vistazo a las colecciones de los diseñadores franceses y mirar las revistas para ver el equivalente para vestir en la calle.*

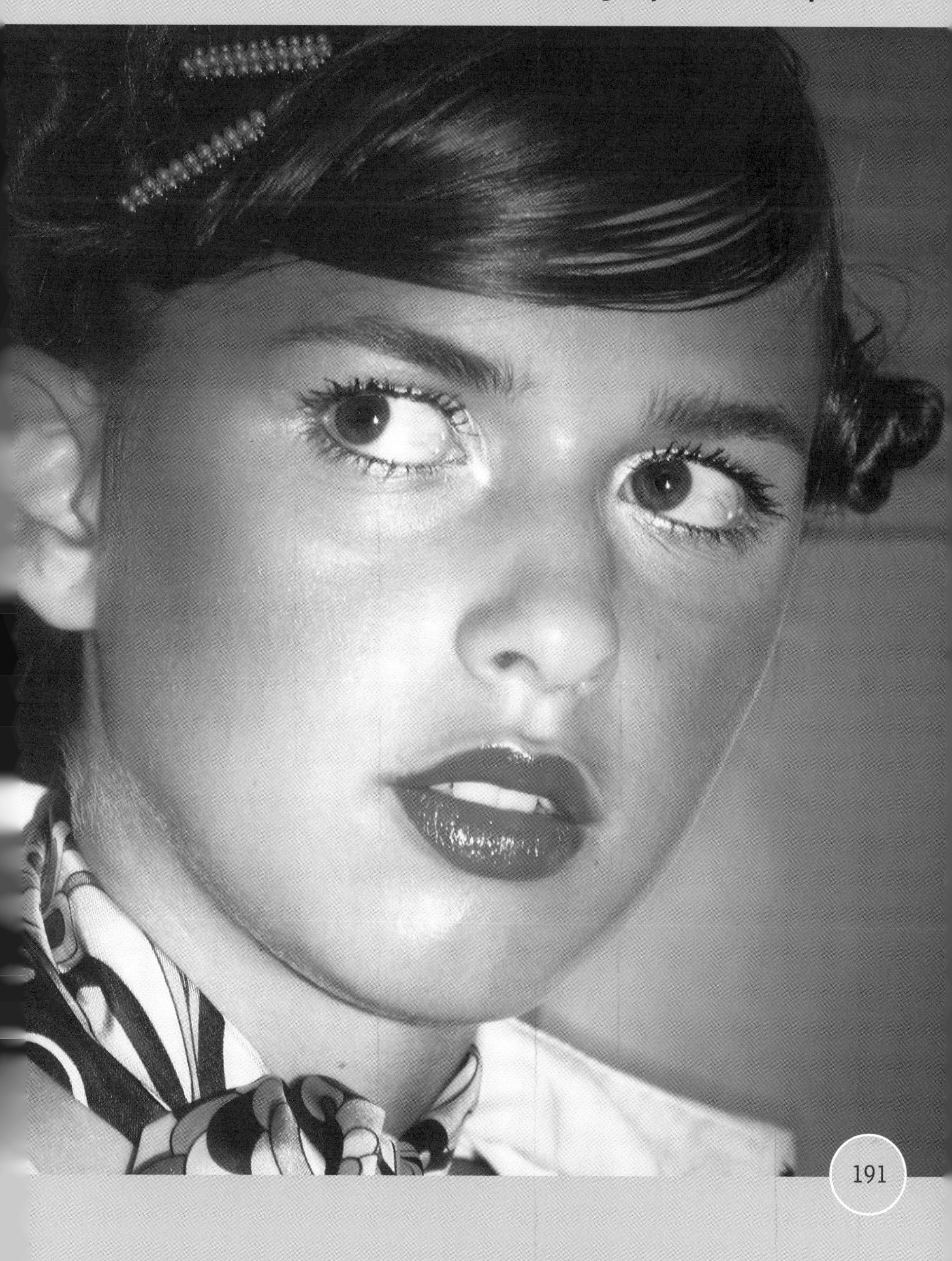

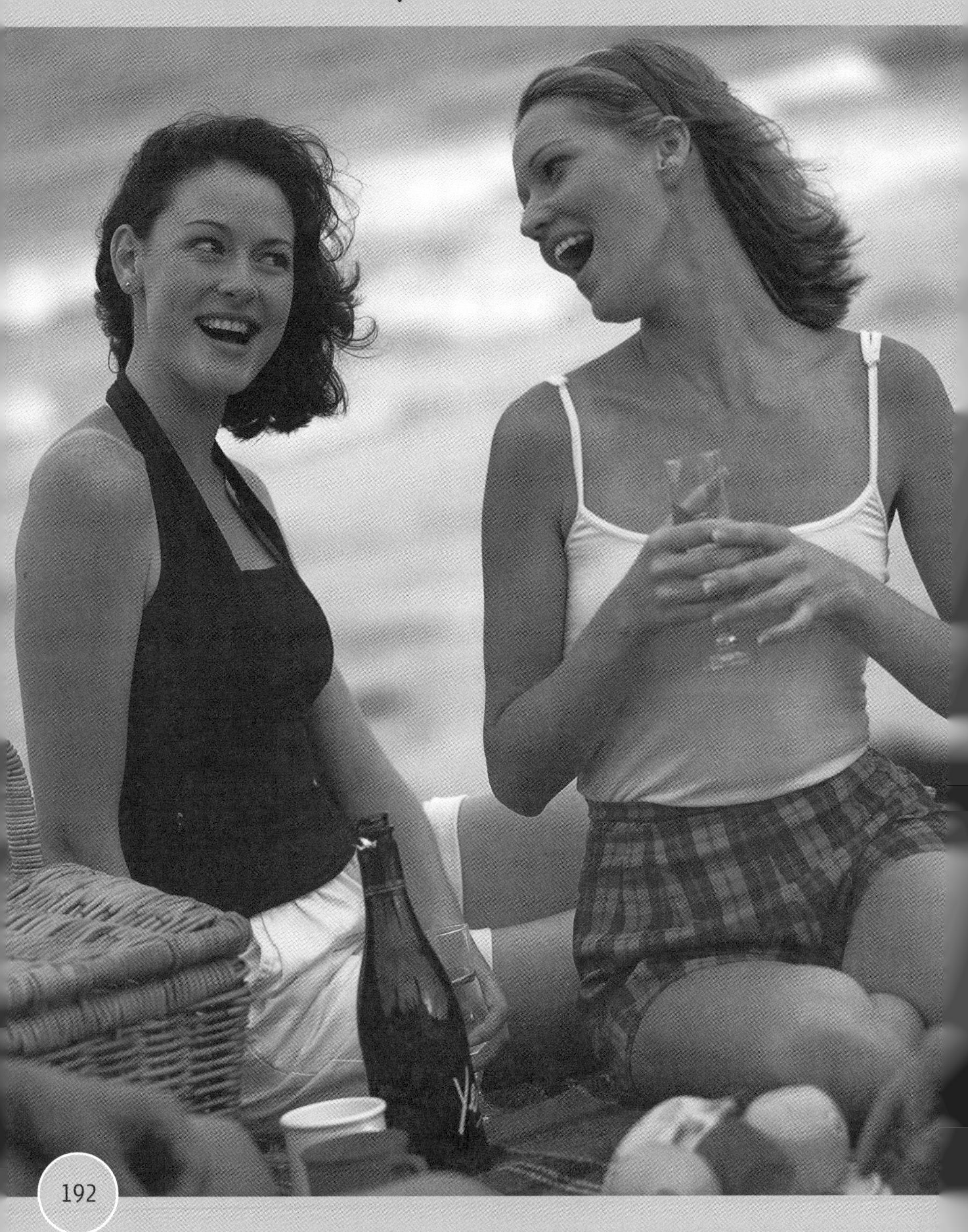

44

Hazles reír

Nunca describirías a Woody Allen como un hombre espectacular, ¿no? Y aún así se las arregla para reunir a su alrededor a las mujeres más impresionantes y de mayor talento.

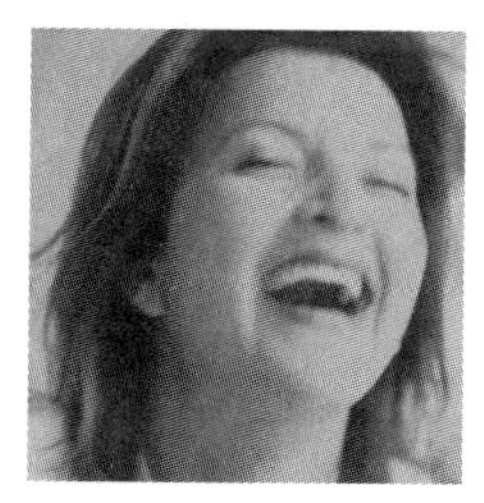

Esto es lo que pasa con la gente que te hacer reír. Son adictivos y eso siempre es sexy.

A una amiga mía muy atractiva le diagnosticaron una depresión el año pasado. Mide casi 1,80, fue modelo, está sana, es inteligente. Pasó tres meses con un *coach* y tomando Prozac cada dos minutos. La causa de su depresión fue un tipo bajito y con poco pelo en el que ni siquiera imaginarías que ella se pudiera fijar. «Fue simplemente horrible», me dijo hace unas semanas, ya de vuelta más o menos a la normalidad. «Me hacía reír tanto que nadie podrá reemplazarle. Quizás otros hombres sean más atractivos, más ricos o lo que sea, pero yo estaba totalmente loca por él».

Está clínicamente probado que la risa es buena para la salud. Sonreír y reír libera endorfinas y hormonas que hacen que te sientas bien. Hacer reír es también un gran negocio: hay consultoras que cobran 4.500 euros para ir y decirle a las empresas lo importante que es que sus empleados se rían. Una encuesta reveló que la gente cree incluso que las personas que gozan de un buen sentido del humor consiguen mejores puestos de trabajo.

Una buena idea...

La próxima vez que algo o alguien te haga reír analiza el porqué. Esto te ayudará a entender que hace que alguien sea divertido y así te resultará más sencillo imitarlos. Alquila DVD de humoristas que sean particularmente buenos contando chistes. Los monólogos de *El club de la comedia*, por ejemplo, son divertidos y al mismo tiempo inteligentes.

El doctor Ashton Trice del Baldiwn Collage, en Virginia (EE.UU.) descubrió que el sentido del humor ayuda a las personas a superar las dificultades en su lugar de trabajo. Hay vídeos para aprender a ser divertido en venta en todo el mundo. Así que quizás mi amiga tenía sus motivos para deprimirse y perder a su divertido hombre constituía realmente una tragedia como ella lo entendía. Si estás buscando una forma de parecer sexy de forma instantánea, sé divertida.

Por supuesto, hay que decir que las mismas cosas no son divertidas para todo el mundo. Los franceses, por ejemplo, se parten de risa cuando alguien se cae. El humor inglés es más sofisticado y está lleno de ironías que otras nacionalidades encuentran difíciles de entender. Cuando intentes entretener a alguien, ten siempre en cuenta de dónde procede. Y si estás hablando con extranjeros, recuerda que siempre puede haber fallos de entendimiento.

Ser divertido significa ser capaz de dar la vuelta a las cosas y no pensar en ellas de forma plana. Estar siempre contando chistes no te convierte en una persona divertida, aunque nunca está de más tener algunos en la manga para contarlos en el momento adecuado. Lo que realmente necesitas es desarrollar tu sentido del humor observando a la gente que es divertida y aprendiendo de ellos. El humor es una cosa complicada de analizar pero si eres constante acabarás reconociendo por qué se ríe la gente.

Para ser graciosa, debes recordar unas cuantas reglas de oro. El momento es una de ellas. Un comentario como «chico correcto, planeta equivocado» sólo surtirá efecto si lo dices inmediatamente después de que el chico haya dicho algo incomprensible, no veinte minutos después.

Si tu sentido del humor no se ha desarrollado como esperabas, ve a la idea 42 *Afila tu lengua*.

Otra idea más...

O piensa en la reacción más excéntrica que puedas tener ante un comentario y ponla en práctica. Pronto verás lo que funciona y lo que no. Tener humor significa que ríes con alguien, no que te rías de ellos. Así que nada de bromas pesadas. Tampoco las bromas que ofenden son divertidas, así que mantén guardada el hacha de guerra.

Por último, si estás desesperada, siempre puedes alquilar algunos DVD que sean divertidos. Un rato de risa siempre es buena para el alma y consigue que todo el mundo se relaje. Tu cita siempre te mirará mejor si has logrado que se tronche de risa toda la noche y no tiene por qué saber que las bromas son cortesía de una película alquilada.

«No aprecias muchas de las cosas que pasaban en el colegio hasta que te haces mayor. Pequeñas tonterías como que todos los días una mujer de mediana edad te diera unos azotes: cosas por las que pagarías en tu vida actual».
EMO PHILIPS, humorista americano

La frase

¿Cuál es tu duda?

P **No soy una persona divertida. ¿Qué puedo hacer?**

R *Ríete mucho. Eso dará a la gente la impresión de que eres divertida, incluso si no es así. Sonríe cuando no puedas reír. Te convertirás en un imán para los hombres de todo el mundo. Si quieres ser realmente graciosa, compila tu propio repertorio de citas divertidas de las antologías que puedas convertir en chistes y de recuerdos que te hagan reír a ti y a los demás.*

P **¿De qué otras formas puedes resultar divertida?**

R *Rodeándote de cosas graciosas. Mira en sitios web dedicados al humorismo, mira películas de humor en la tele, sal con gente divertida. Pronto verás que todas estas cosas se contagian. Piensa en lo que hace que alguien sea divertido, piensa en las cosas que te hacen reír a ti e imítalas.*

45

Sé una culturilla

Más de un amante ha llevado a su objeto de deseo a la cama con palabras. Las mujeres, en concreto, se sienten muy impresionadas con un pensamiento bien escrito o con una bella cita.

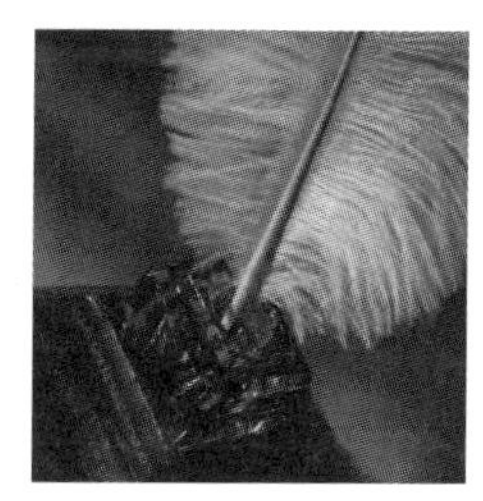

Si puedes aprender a dejar caer la cita perfecta en el momento oportuno de una conversación, habrás obtenido el plus de descubrirte como una persona inteligente. Hay muchos hombres que encuentran irresistible a una mujer que sabe moverse en una biblioteca.

Una amiga mía fue una vez a una fiesta en la que sabía que iba a estar un antiguo conocido nada recomendable. Por mucho que le gustara este tipo, sabía que lo mejor para ella era mantenerse alejada de él. Tenía una pésima reputación de sinvergüenza y la última cosa que ella necesitaba era acabar en la cama con él. Su mejor amiga estaba también en la cena, en parte para actuar de carabina. Todo fue bien hasta que salió el tema de *Cumbres borrascosas*. Era precisamente la obsesión de mi amiga, que adoraba todo lo que tuviera que ver con el libro o con su autora Emily Brontë. No había ni una línea del libro que no se supiera de memoria. «*Cumbres borrascosas* es mi libro favorito», dijo el tipo. «Creo que

Una buena idea...

Compra una breve historia de la literatura universal que resuma los argumentos de las obras e incluya un resumen de las vidas de los autores. Eso conseguirá que puedas situar cada obra en su contexto y qué identifiques sin problema quién escribió qué.

es la obra literaria más brillante, me supera toda esa fuerza y romanticismo». Mi amiga estuvo perdida desde ese preciso momento. Su carabina reconoció la derrota y le deseó suerte.

Por mucho que las adviertas, una mujer nunca podrá liberarse de un hombre que conozca desde Shakespeare hasta Byron. Y no sólo que los conozca, sino que también los aprecie. Los hombres también se sienten impresionados ante una mujer culta. Antes de completar tu entrenamiento como diosa sexual, debes centrarte en tu atractivo intelectual.

Ser culta resulta extremadamente sexy. Si nunca estudiaste literatura en la escuela o en la universidad, entonces te llevará algún tiempo refrescar las cosas básicas. Si es él el que es culto y te lleva a ver un fabuloso romance, asegúrate de haber leído el argumento antes. Si es una obra famosa, podrás encontrar un resumen en cualquier libro de referencia o podrás encontrar la película. El *Romeo y Julieta* de Zeffirelli es brillante y la versión que protagoniza Leonardo DiCaprio es tan rápida y movida que olvidarás que estás viendo una obra que se escribió hace cuatrocientos años.

Otra idea más...

No te pierdas demasiado en las palabras. Recuerda la famosa cita de Marilyn Monroe: «No me gustan los poetas, sino los hombres con poesía en su interior».

También deberías conocer a los poetas románticos: Byron, Bécquer. Los poetas románticos se dedicaron básicamente a viajar por Italia vistiendo camisolas para acabar muriendo jóvenes. (La muerte prematura era en la época la mejor forma de asegurar una reputación romántica).

Lee una antología poética y elige los que más te gustan antes de compartirlos con tu pareja. Si el dinero no es un problema, sorpréndele en vuestros viajes enseñándole la tumba de algún autor importante o el lugar en el que se hospedó cuando estuvo allí.

Ve a la idea 7 para obtener más consejos sobre *Atractivo literario.*

Otra idea más...

Leerle en voz alta a tu amado es muy sexy. Es íntimo. Es seductor. Es cariñoso. Cualquier hombre acertará si te lee pasajes de las novelas de Jane Austen. Nunca he conocido a una mujer a la que no le guste esta autora. Pero nunca se los leas tú a ellos, nunca he conocido a un hombre al que Jane Austen le divierta.

También deberías conocer a los terriblemente deprimentes escritores rusos como Pushkin y Tolstoi. Pushkin escribió un brillante poema que se transformó después en una ópera (el CD es estupendo) y un ballet llamado *Eugene Onegin*. Es sobre un hombre malvado que rompe el corazón de una mujer joven. Tolstoi escribió, entre otras cosas, *Anna Karenina* y *Guerra y paz*, dos de las más grandes novelas románticas de todos los tiempos. Nunca he sido capaz de terminar la última de ellas, pero la clave está en que no necesitas leerlas, sólo saber algo de ellas.

«La mayor parte de la literatura trata sobre hacer el amor y casi nada acerca de tener niños. La vida es justo al revés».
DAVID LODGE, novelista inglés

La frase

¿Cuál es tu duda?

P ¡Dios mío! ¿Por dónde empiezo?

R Puedes hacerlo por un libro de literatura de bachillerato. Te enseñará las cosas básicas. Después puedes elegir los autores en los que desees centrarte y las obras en las que estés interesada. También puedes leer algo de crítica literaria, lo cual te hará parecer muy leído, suponiendo, eso sí, que te guste la idea.

P ¿Cómo dejo caer todos estos nuevos conocimientos de forma casual sin parecer una pedante?

R Bueno, no debes estar citando a los autores todo el tiempo. Debes sólo nombrarlos de forma inteligente. La clave está en parecer educada, sensible, inteligente y culta. Es un hecho que con un poco de estudio en casa lo conseguirás. No debes fingir, saldrá de forma natural.

46

La tentación tántrica

El fundamento del sexo tántrico es que, en vez de precipitarse hacia el orgasmo, se retrase tanto como sea posible para que puedas fusionarte con tu amante en cuerpo, mente y espíritu.

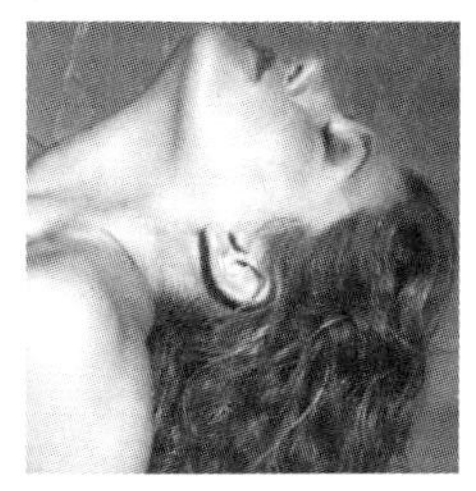

¿No parece mucho juego para tan poca ganancia? Bueno, sigue leyendo...

Los tantras eran antiguas escrituras hindúes y budistas que relataban un diálogo entre el dios Shiva y su esposa Shakti. Nos instruyen, entre otras cosas, sobre meditación, sexo y conocimiento espiritual. En el sexo tántrico, las energías masculinas y femeninas se unen en una sola, lo cual intensifica la experiencia tanto para el hombre como para la mujer.

La idea es que la sexualidad no sólo tiene que ver con el sexo, sino que es algo que implica a todo tu ser. La mente es conseguir un orgasmo mental que te envíe a unas alturas a las que de otra forma no llegarías, gracias al lazo que os une y a la constante estimulación. Se diferencia del sexo occidental es que se centra mucho más en el viaje que en la llegada. Como consecuencia, logrará que vayas más despacio en la cama, que seas más consciente tanto de tus reacciones como de las de tu pareja y todo ello te llevará a que la experiencia sea mucho más plena.

Una buena idea...

Tendidos el uno junto al otro, turnaos en la postura de la cuchara. Sincronizad vuestra respiración de forma que inspiréis y expiréis al mismo tiempo. Esto tiene un efecto casi mágico en que os sintáis más cerca el uno del otro y en sintonizaros en la misma longitud de onda.

TÚ SOLA

De acuerdo con la filosofía tántrica, hay siete centros de energía en el cuerpo a los cuales se conoce como chakras. Cada uno de ellos se corresponde con un color, una parte concreta del cuerpo y un cierto estado de la mente. Son las siguientes:

- Chakra base, localizado en la pelvis. Su color es el rojo y es el centro de la sexualidad.
- Chakra esplénico, justo debajo del ombligo. Su color es el naranja y es el centro del equilibrio y la seguridad.
- Chakra del plexo solar, situado debajo del esternón. Su color es el amarillo y es el centro del encanto y la confianza en uno mismo.
- Chakra del corazón, en medio del pecho. Su color es el verde y es el centro del amor, la generosidad, la compasión y la alegría.
- Chakra laríngeo, en los alrededores de la garganta. Su color es el azul y es el centro del conocimiento de uno mismo y de la expresión.
- Chakra del entrecejo o tercer ojo, en medio de las cejas. Su color es el púrpura y es el centro de la imaginación y la percepción.
- Charka de la coronilla, en la parte superior de la cabeza. Su color es el violeta y es el centro de la conexión espiritual y del éxtasis.

Para alcanzar el orgasmo supremo, los siete chakras deben estar abiertos. Te ayudará centrar la atención en cada uno de ellos con un orden regular (hazlo preferentemente todos los días). Comienza con el chakra base, piensa en el color rojo, en las emociones y energías asociadas a él, y repítelo para cada uno de los siete.

Otra idea más...

Lee sobre un acercamiento completamente diferente en la idea 47, *Átame*.

JUNTOS

El sexo tántrico dota de un significado nuevo y diferente al mundo de los juegos preliminares. La idea clave es dejar que crezca la lujuria y después dejar que remita; controlar el deseo sexual te permitirá dejarlo explotar sólo cuando hayas alcanzado la unión suficiente con tu pareja. En la práctica, eso significa retrasar la eyaculación masculina. Esto es lo que debes enseñarle a tu pareja:

1. A tirar suavemente de sus testículos hacia abajo. Cuando él está excitado, se elevan de forma natural así que si tiras ligeramente de ellos, lo evitarás.

2. Debe visualizar la energía que se mueve alrededor de todos los chakras, no sólo la del área pélvica.

3. Probad la postura yab-yum (sí, es su nombre real), en la que el hombre se arrodilla o se sienta sobre sus piernas cruzadas y ella se sienta encima con las piernas alrededor del pecho de él y sus brazos rodeando su cuello. Se dice que si el hombre tiene la columna vertebral completamente derecha, le resulta más sencillo controlar el orgasmo. Además, en esta postura el hombre no recibe demasiada estimulación.

La frase

«El sexo es una de las nueve razones para reencarnarse. Las otras ocho no tienen ninguna importancia».
HENRY MILLER, escritor

Aunque no quieras intentar la experiencia tántrica completa, prueba al menos algunas de las cosas que sugieren, como ralentizar la relación sexual, apreciaros y respetaros el uno al otro o mirar siempre directamente a los ojos de la pareja. Me gusta la parte en la que se exhorta a la pareja a saludarse con una inclinación después del sexo. Es muy dulce.

¿Cuál es tu duda?

P ¿Quién puede tener tiempo para todo eso?

R *De acuerdo, lleva tiempo, pero piensa en la meta, que es sentirte más cerca de tu pareja. Todos deberíamos tener más tiempo para eso. Dedica dos días al sexo tántrico. Elige un fin de semana y a cada oportunidad que tengas, baja las luces, pon música suave, prende algo de incienso y comienza a sentirte mística.*

P A mi pareja no le gusta. ¿Me beneficiaré si lo hago sola?

R *Sí, hasta un cierto punto. Elige un lugar en tu casa y desígnalo como zona de meditación. Que no sea tu cama, es un tipo de relajación diferente. Si te gusta puedes encender unas velas y poner unos cojines en el suelo para tenderte encima. Ahora recuéstate y respira profunda y lentamente. Repite el ejercicio de los chakras que hemos descrito anteriormente. Centra tu mente en cosas positivas, en aquellas que te proporcionen placer. Si tu atención se disipa y comienzas a preocuparte por otras cosas, dirige a tu mente con suavidad a los placeres de la vida. Comienza con sólo quince minutos al día y avanza poco a poco hasta la media hora. Te sorprenderá lo energética que te sientes después y lo que repercute en tu vida sexual.*

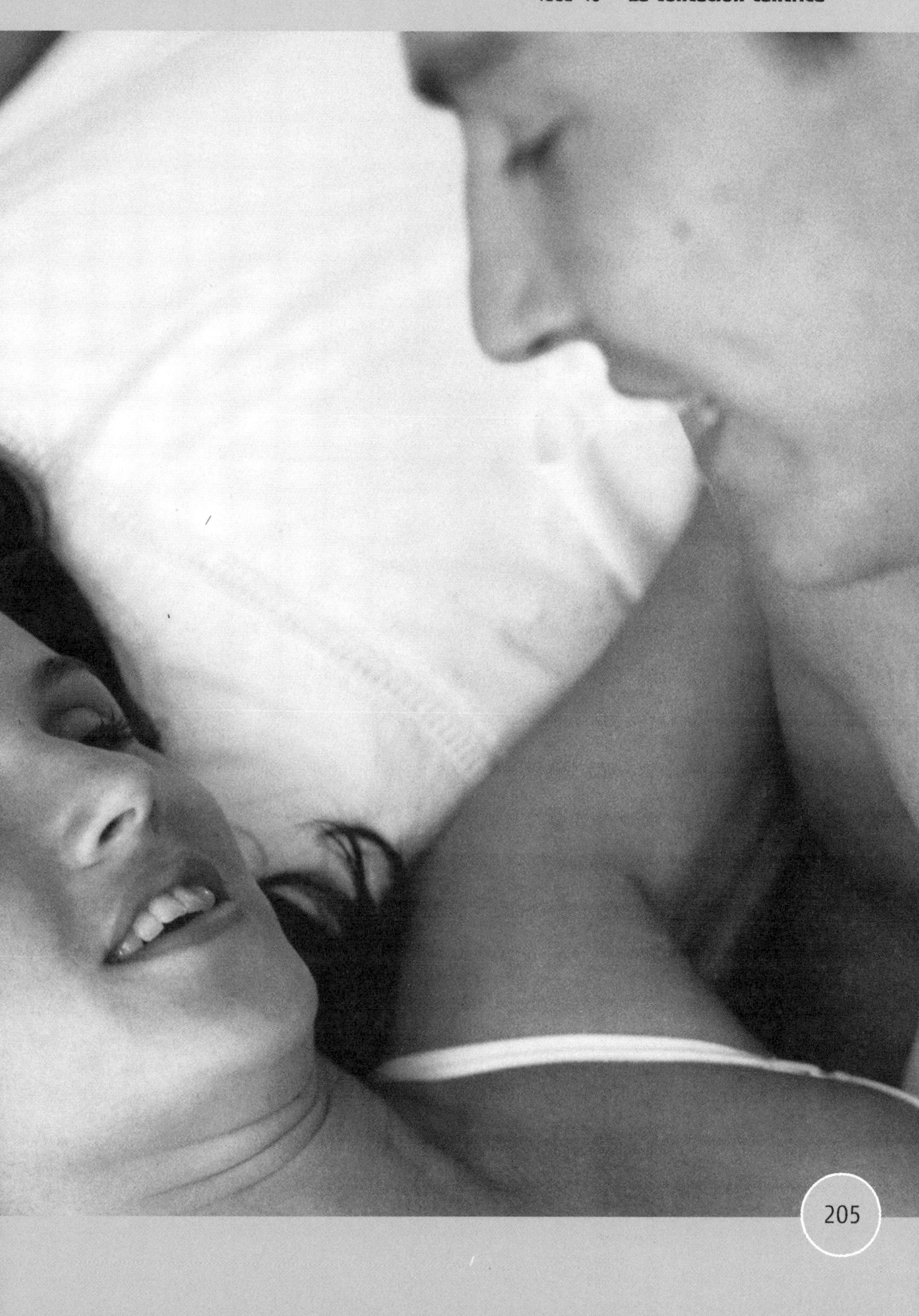

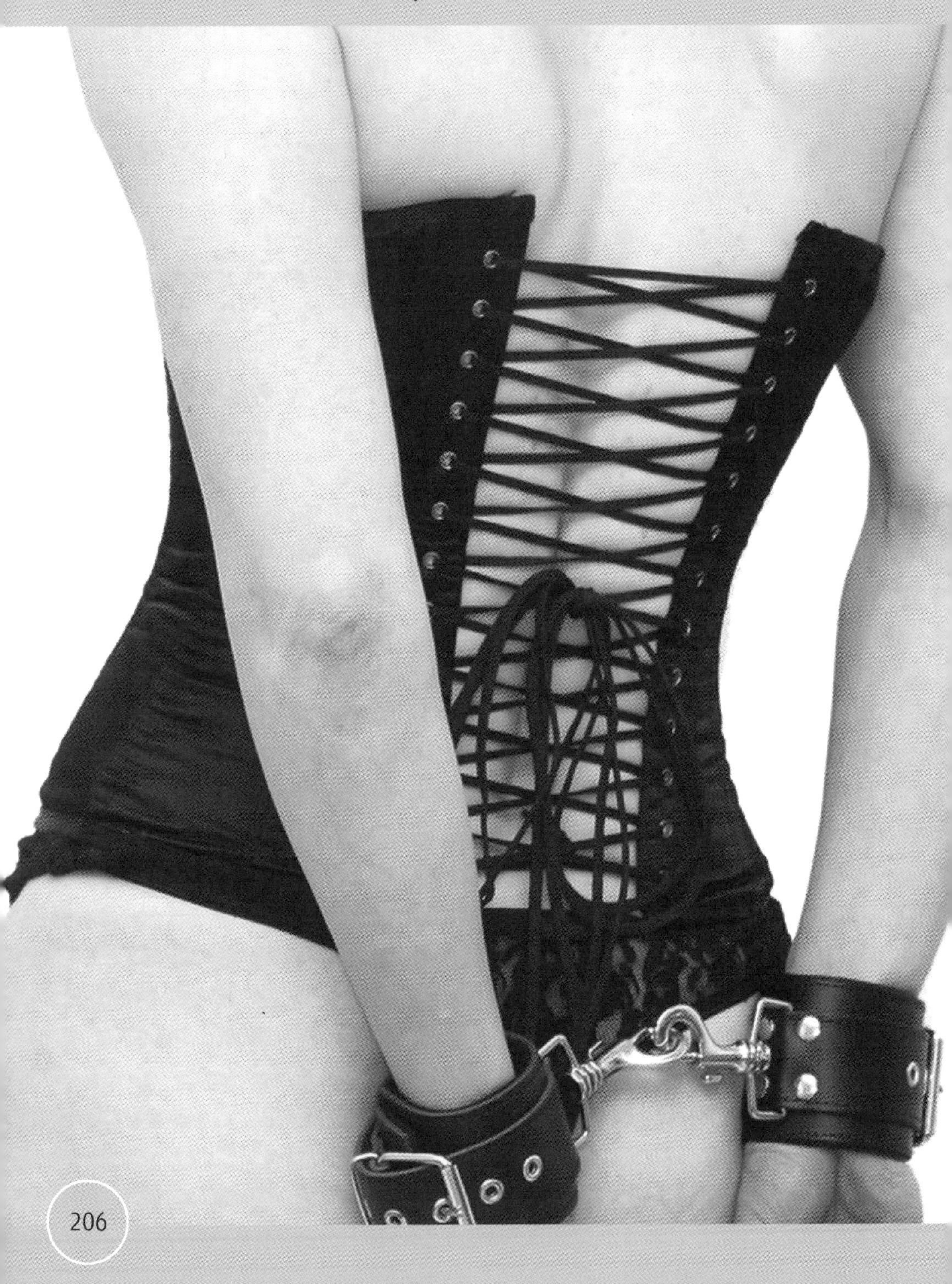

47

Átame

La primera vez que alguien te ata es una revelación. No tienes el control y eso te lleva a una sensación de total abandono.

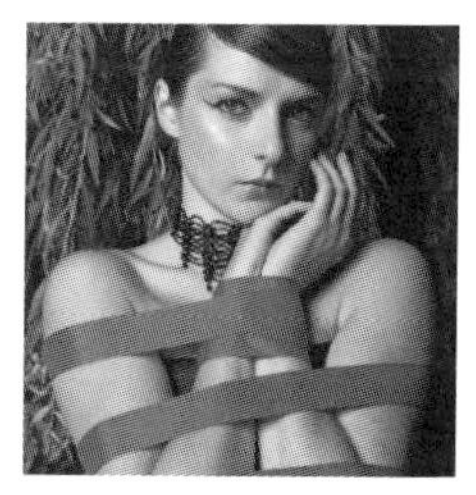

Además, un ligero toque de sadomasoquismo es siempre un poco perverso y ese escalofrío de lo prohibido es genial para relanzar vuestra vida sexual cuando ya lleváis juntos un tiempo.

Es un hecho que a la mayoría de los hombres y de las mujeres les encanta que los dominen. No todo el tiempo, pero sí en ocasiones. Una de las fantasías femeninas más populares trata de que un hombre somete a una mujer, ya sea atándola a la cama o simplemente agarrándola con sus manos. Todos hemos leído esas historias de hombres poderosos a los que les gusta recibir buenas palizas de una dominadora (o dominatrix). ¿Qué tiene el sadomasoquismo que excita tanto?

«A mi me encanta la sensación de ser totalmente controlada», dice una de mis amigas. «Es como unas vacaciones de responsabilidad. En mi vida siempre tengo el control, en el trabajo, en casa. A veces es fantástico dejarse llevar y que otro mande». Otra de mis amigas, la cual forma parte del dieciocho por ciento de las mujeres inglesas que dicen practicar el sadomasoquismo, dice que tiene mucho que ver con su educación. «Fui a un

Una buena idea...

Crea tu propia silla sadomaso atando a tu pareja con firmeza en una silla de respaldo recto con brazos y poniéndole una venda en los ojos. También puedes comprar la silla en cuestión en Internet.

internado muy tradicional en el que nos decían que debíamos ser tímidas y educadas todo el tiempo», me cuenta. «Así que tumbarse jadeando en la cama y pidiendo más no resultaría muy educado. De esta forma, se supone que estoy teniendo relaciones contra mi voluntad. Lo que sucede está fuera de mi control. Es como si se pulsara un interruptor dentro de mí y de repente me siento totalmente relajada. Me encanta».

Según una encuesta, el catorce por ciento de los hombres ingleses disfrutan de forma regular de relaciones sadomasoquistas (y debe haber muchos más que no admiten que lo practican). Pregunté a un amigo al que sé que le gusta qué es lo que le excita del asunto. «Resulta encantador ver a una mujer en el papel dominante», me dijo. «Algunas de ellas se crecen con el reto y se divierten. Me encanta presenciarlo. Y me gusta el hecho de ser dominado, me excita no ser yo el que tenga el control. También me gusta el dolor. No muy fuerte, pero sí el golpe de un látigo o una bofetada con la mano. Hay algo exquisito en esa sensación, un tipo de mezcla entre placer y dolor que no se obtiene de ninguna otra forma».

Los hombres encuentran muy sexy a una mujer con un látigo en la mano. Quizás es por el hecho de que una mujer con un látigo no suele tener otro propósito que una intensa sesión sexual. Si no lo has probado nunca, estarás encantada con los efectos que provoca en tu amante. Completa el look con un corsé, medias, tacones altos y liguero. Conseguirás que lloriquee.

Pero no tienes que recorrer todo el camino para obtener resultados. En una noche normal de miércoles, atar a tu amante con su corbata, su cinturón o cualquier cosa que se te ocurra, te llevará unos pocos segundos y añadirá un delicioso toque atrevido a vuestra vida sexual.

Otra idea más...

Lee la idea 41, *Sexo sexy*, para obtener más ideas sobre cómo avivar la chispa de tu vida amorosa.

Sin embargo, la mitad del encanto del sadomasoquismo es lo inusual, así que no querrás que se convierta en algo normal. Es más especial aún si dispones del equipo completo de cadenas, látigos, esposas y pañuelos de seda escondidos en tu armario. Si te falta alguno de estos elementos, navega por la red y encarga tu kit de principiante por un precio menor de lo que te costaría una cena para dos. Pero ten cuidado con donde lo pones. Mis dos cuñados encontraron el mío en una ocasión y cuando llegó el resto de la familia (incluida la bisabuela) todavía estaban esposados el uno al otro. Además de las bromas dirigidas a mí, ellos recibieron también lo suyo porque yo tuve que salir a comprar unas cosas de última hora y me llevé la llave conmigo. Y con esto llegamos a un punto muy importante. Nunca dejes que te aten, si no confías plenamente en la persona que tienes enfrente.

La frase

«El primer ingrediente que logra que el intercambio de poder funcione es la confianza. Cuando el amor acompaña a la confianza, los dos miembros de la pareja pueden alcanzar un grado de satisfacción sexual que raya en lo sublime».

ALEXANDRA ADAMS, autora americana de novelas eróticas

¿Cuál es tu duda?

P **No puedo aparecer con un látigo en la mano. Mi pareja saldrá corriendo, ¿no?**

R *Es muy probable. Pero puedes empezar vendándole los ojos para después colocar suavemente sus manos sobre su cabeza y ver cómo reacciona. Puede que le encante y después podéis ir avanzando poco a poco. El látigo no es una buena idea en la primera cita.*

P **¿Con cuánta fuerza puedes golpear?**

R *Es una muy buena pregunta. Lo primero, recuerda que a muchas personas no les gusta ni golpear ni ser golpeados. Así que si tu pareja no está dispuesta, no le des la lata, porque sólo conseguirás alejarla. En vez de eso, tiéntala con algo de literatura sexy que toque el tema para ver si comienza a estar interesada. Pero recuerda que puede ser que nunca se interese.*

Y respondiendo a tu pregunta, debe ser un golpe suave, no demasiado fuerte como para que haga daño pero sí lo suficiente como para enrojecer la piel después de unas cuantas palmadas. Hazlo con suavidad. Los golpes comienzan a ser placenteros para la persona que los recibe cuando lleva siendo golpeado unos segundos y empieza a sentir un hormigueo en su piel. Si lo haces demasiado fuerte, tu pareja no podrá aguantar el tiempo suficiente como para excitarse. Si tu pareja gime y trata de golpearte a ti es que has ido demasiado lejos. Esto no será bueno ni para tu vida sexual ni para tu relación.

Y no olvides la etiqueta después de la sesión. Después de golpear, pasar un suave pañuelo de seda o besar de forma delicada el área afectada resulta realmente delicioso.

48

Todo listo para una noche de pasión

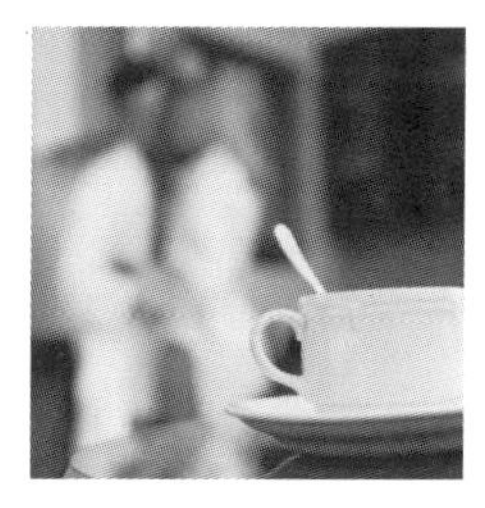

«Debes estar siempre preparada», es lo que siempre se dice en las guías para mujeres. Y nunca es tan cierta esta frase como cuando hablamos de prepararse para una noche de pasión.

Este capítulo, como todo el libro, es especialmente para las chicas. Pero hay muchas cosas que los hombres pueden aprender de él. Por ejemplo, la cantidad de esfuerzos que hacemos por vosotros.

Faltan diez días para la gran cita. Y tanto si os acabáis de conocer como si lleváis juntos una eternidad, realizar un pequeño esfuerzo unas horas antes del encuentro hará que te sientas mejor contigo misma. Y ya sabemos lo importante que es la confianza cuando se trata de la cuota de atractivo.

Así que comienza a prepararte pronto. Ponte a dieta. De acuerdo, no vas a perder media tonelada en diez días, pero puedes comenzar a evitar todas esas comidas que no sean esenciales y que lograrán que te sientas gorda la gran noche. Si tienes suficiente fuerza de voluntad, haz una desintoxicación de cinco días. Nada de harinas o pan, nada de azúcar, nada de cafeína. En los días de desintoxicación, debes comenzar la mañana con un vaso de agua caliente con una rodaja de limón. Para desayunar, toma fruta si es verano o

Una buena idea...

Una opción más divertida y barata que la del salón de belleza es pedirle a una o a dos de tus amigas que actúen como esteticistas para ti. Obviamente, tendrás que devolverles el favor cuando sean ellas las que necesiten mejorar su apariencia para una ocasión especial.

cereales si es invierno. Las comidas y las cenas pueden incluir patatas asadas con aceite de oliva y hummus, ensaladas con fruta seca, nueces y legumbres, que le darán más sustancia, verduras al vapor con arroz y sopa casera. Como aperitivo, puedes tomar galletas de avena y arroz, a las que puedes añadir una cucharada de miel si lo deseas. (De hecho, un buen sustituto para el café o té de la tarde es agua caliente con miel). Recuerda que debes beber como mínimo un litro y medio de agua al día.

Vuelve con suavidad a la comida normal durante el resto de los días. Deberías tener la piel más sana, el pelo más brillante y el estómago plano al final. El día de tu cita toma pequeñas porciones de comida sana, fresca y no olorosa. Evita cosas que sean difíciles de digerir, como el ajo y los pimientos y las bebidas gaseosas que pueden hincharte.

Pelo: si tu pelo necesita ayuda profesional (corte o color), reserva ahora para estar segura de tener cita al menos tres días antes de la cita. Si está en buena forma, considera al menos la posibilidad de un lavado y marcado el día antes o el mismo día si confías en tu peluquero. No hay nada como un pelo perfectamente arreglado para sentirte estupenda y los resultados nunca son los mismos en casa.

Rostro: una limpieza facial es lo mejor, pero debes hacértela al menos cinco días antes del acontecimiento. Puedes contratar un tratamiento tonificante para el mismo día si eres una perfeccionista (y te sobra el dinero). También deberías exfoliarte la cara, asegurarte de que la depilación de tus cejas es correcta, que los pelos de la nariz están ocultos o exterminados... bueno, supongo que te haces a la idea. La noche antes de la cita duerme con una mascarilla hidratante puesta.

Otra idea más...

Si vas directamente desde el trabajo y no tienes tiempo para todo esto, lee la idea 10, *¡Trabájatelo!*

Vello corporal: depílate dos días antes, pero no más si no quieres perder la suavidad. Una amiga mía ha pagado grandes sumas de dinero para que se lo quiten de forma permanente con láser. «Es lo mejor que he hecho nunca», me dijo. «No más cera, ni maquinillas, ni pelo de dos días».

Piel: debe estar suave. Cepíllate en seco todas las mañanas. El día clave, exfóliate. Después, hidrátate.

Pies: quítate la piel muerta y las durezas. Durante los cinco días previos, reboza tus pies en crema hidratante antes de ir a la cama. Nunca sabes qué vas a hacer con ellos.

Uñas: bajo ningún concepto deben ignorarse. Las uñas de los pies también necesitan ciudados. Ve a la manicura o hazlo tú misma la noche antes mientras ves la tele.

Ropa interior: es esencial para sentirse atractiva. La testosterona de la mayoría de los hombres se eleva cuando ven el color rojo, aunque las mujeres piensen que es demasiado arriesgado (siempre puedes elegir un tono más oscuro). Otros hombres prefieren sin embargo la sencilla ropa interior de algodón de Clavin Klein. Lo importante es que la ropa interior tenga aspecto de ser nueva y que haga juego.

La frase

«Caminaba entre su belleza, como una noche despejada con un cielo estrellado».
LORD BYRON

P **¿Qué pasa si no tengo tiempo de hacer todo esto?**

R *Entonces tienes que limitarte a lo mínimo. Cepillado en seco por la mañana, arreglarte el pelo, hacerte la manicura mientras estés al teléfono en la oficina y pedir tu ropa interior por Internet mientras compruebas tu correo. No puedes llegar hecha un desastre a tu cita, no importa lo ocupada que estés. Reserva el tiempo suficiente para rehacer tu maquillaje antes de salir de la oficina.*

P **¿Supone todo esto realmente alguna diferencia?**

R *Sí, lo supondrá para ti. Como he dicho muchas veces, ser atractiva tiene mucho que ver con la confianza. Si tienes buen aspecto, te sentirás bien.*

Y todo será más fácil si tu estómago está plano, tu pelo está suelto alrededor de tu cabeza y tu piel está radiante. También te ayudará estar vestida con ropa que has elegido antes por cómo te sienta y por lo cómoda que te resulta. No pienses que todo este esfuerzo se hace en beneficio del hombre. Se trata de invertir en ti misma y en decirte: «mira, soy estupenda y voy a pasar una noche recordando lo genial que soy». Celebra tu sensualidad de forma regular haciendo un pequeño esfuerzo. Da tan buen resultado que los demás también lo notarán.

49

Cinq à sept

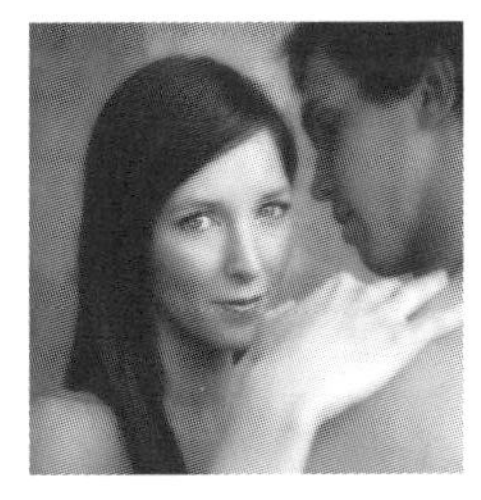

Los franceses se las han arreglado para institucionalizar la infidelidad. La llaman el *cinq à sept*. La idea viene de que el hombre solía visitar a su amante en el camino de vuelta de la oficina, entre las cinco y las siete de la tarde.

Son extraños los casos de la gente con la que he hablado que encuentren algo raro o injusto en este concepto. Para ellos las aventuras son perfectamente normales. Y si lo que quieres es sexo lascivo y loco, casi salvaje, lo que necesitas es una aventura.

Mi marido y yo nos conocimos en el trabajo y antes de casarnos tuvimos una aventura. Pensamos que nadie de la oficina sabía lo que estaba pasando, pero cuando por fin lo pusimos en conocimiento de todos uno de mis compañeros dijo: «La única razón por la que no creí que teníais una aventura, es por lo obvio que era que sí la teníais». Era demasiado para nuestro poco talento para fingir. Por el contrario, los franceses son más abiertos. «Siempre utilizo el 'usted' para las amantes», me dijo un amigo. «Es mucho más sexy». Y lo dijo delante de su esposa.

Una buena idea...

Toma el horario de cinco a siete de forma literal. Encontraos en una habitación de hotel cuando salgáis del trabajo y antes de ir a casa. O liberaos de los niños e id a la cama *realmente* pronto.

Pero me pregunto si los franceses no nos están timando con toda esta sofisticada aceptación de las infidelidades de sus cónyuges. Porque lo que está claro es que lo que es más sexy de las aventuras es que tienen el encanto y la tentación de lo prohibido. Esos momentos juntos son tan dulces porque son a) robados, b) cortos y c) apasionados. Combina esos tres factores y tendrás una situación tan caliente que será difícil apagarla.

Es también el factor del peligro en una aventura lo que la hace más excitante. Algunas personas llegan a hacerse adictas a él, casi como los corresponsales de guerra. Uno de mis amigos siempre está teniendo aventuras con mujeres casadas. «Ahora ya no soporto las relaciones normales», dice. «Me parece tan tedioso hacer cosas normales como ir de compras, en vez de centrarnos en poseernos el uno al otro».

Mi padre siempre dice que el sexo es como la pasta (bueno, es italiano). No quieres comer la misma salsa todas las noches. Afirma que un poco de algo (o alguien) diferente te hace bien y que algunos europeos están demasiado atados a su remilgada fidelidad. Una aventura puede ser la cosa más excitante y maravillosa. El sexo es brillante, intenso y lujurioso. Pero también tiene muchos inconvenientes y puede que acabe en un mar de lágrimas. El problema es que una de las mitades de la pareja infiel quiere más de forma inevitable y termina harta y herida porque sólo puede limitarse a pasear por las afueras con su amado y no por el centro, por mucho que pueda practicar aquello de columpiarse desde la lámpara.

Es mucho más sencillo tomar el lado salvaje de una aventura y trasladarlo a tu relación actual. Imagina que tienes una aventura, pero con tu pareja. Planead un encuentro en un bar en el que nadie os reconozca. Devolved la chispa a vuestra pareja relacionándoos como si fuerais la fruta prohibida: imaginad que sois compañeros de trabajo o que estáis casados con otras personas. Durante las copas o la cena fingid que no os conocéis, que nunca antes os habíais visto. Inventa otra personalidad. Contaos historias que nunca antes hayáis compartido. Sorprendeos el uno al otro.

Otra idea más...

Si no quieres tener una aventura, entonces prueba la idea 39, *Échale sal a tu vida.*

El juego de rol puede resultar extraño hasta que te habitúas a él. El alcohol ayuda. Los accesorios también. Imagina que estás teniendo una aventura con tu médico o con tu mecánico que tiene que ayudarte a arreglar la rueda del coche. Una bata blanca y una botella de gasolina pueden ayudar a la fantasía.

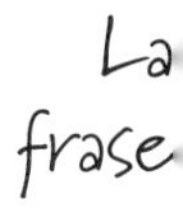

«En las traducciones (como en las esposas) casi no importa que sean estrictamente fieles si al menos son atractivas».
ROY CAMPBELL, autor sudafricano

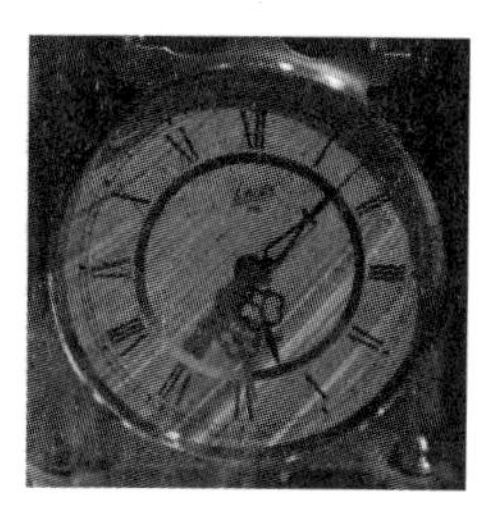

P **Estoy segura de que nunca podré ser fiel a una sola persona durante toda mi vida. ¿Hay algunas personas que están más predispuestas a las aventuras que otras?**

R *Según una encuesta psicológica que leí, es más probable que tengas una aventura si tus padres no se fueron fieles el uno al otro, si tienes un carácter que ansía lo excitante o si no eres puntual. Algunos neurólogos dirían que una vez que tienes una aventura, has abierto la trayectoria cerebral y tu mente está preparada para hacer la misma cosa otra vez.*

P **¿Estás recomendando que todos salgamos por ahí a engañar a nuestras parejas?**

R *No, por supuesto que no. Sólo estoy explicando por qué las aventuras resultan tan increíblemente sexy y sugerentes, para que lo analices y lo traslades en lo posible a tu actual relación. De todas formas, esto me lleva a decir que nunca debes dar por garantizada la fidelidad, ni la tuya, ni la de tu pareja.*

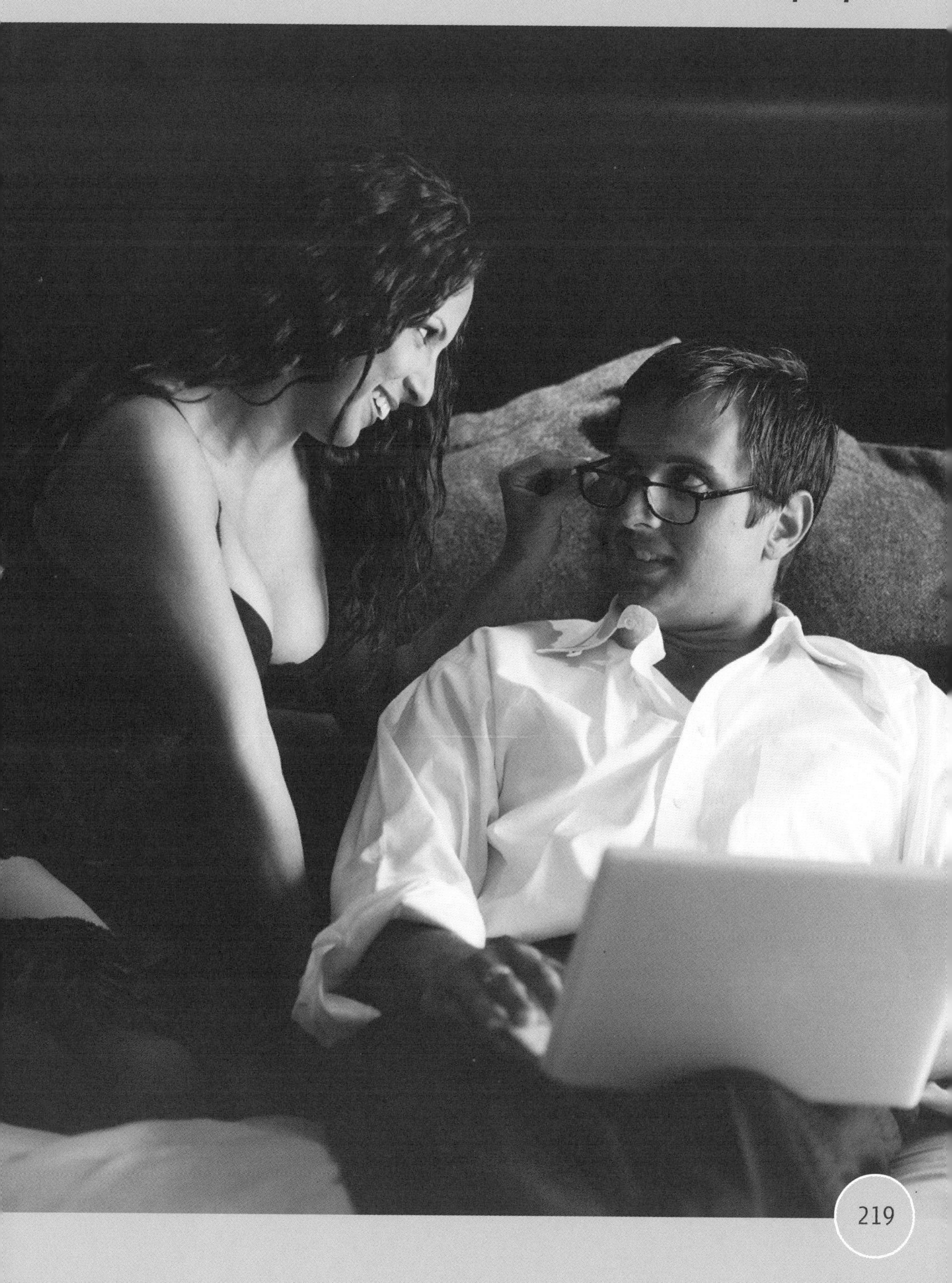

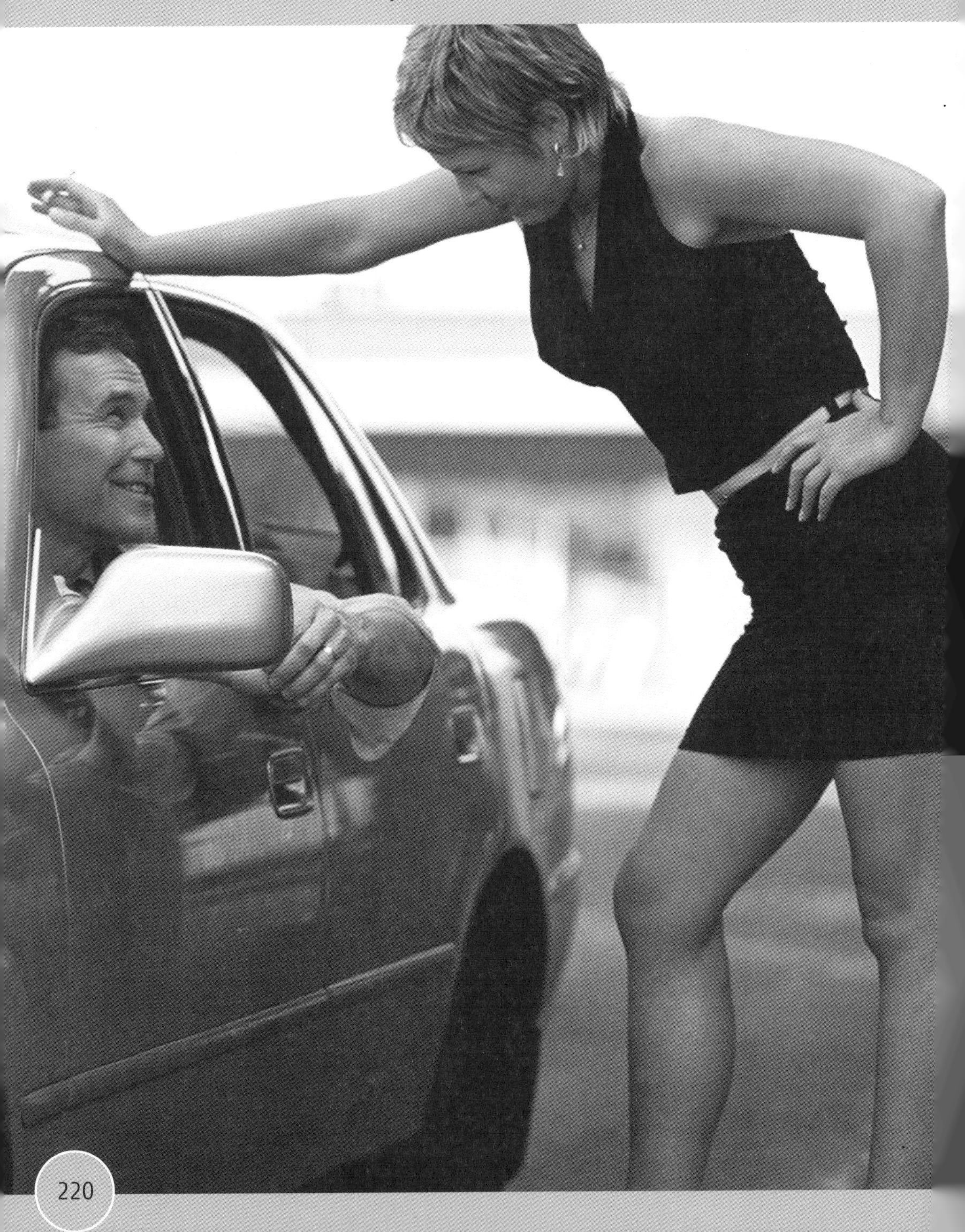

50

Sexo en lugares diferentes

Las camas son estupendas, pero pueden resultar aburridas cuando lleváis juntos muchos años. Incluso si no tienes una relación estable, no hay nada que te detenga para que experimentes el sexo en lugares distintos de los habituales.

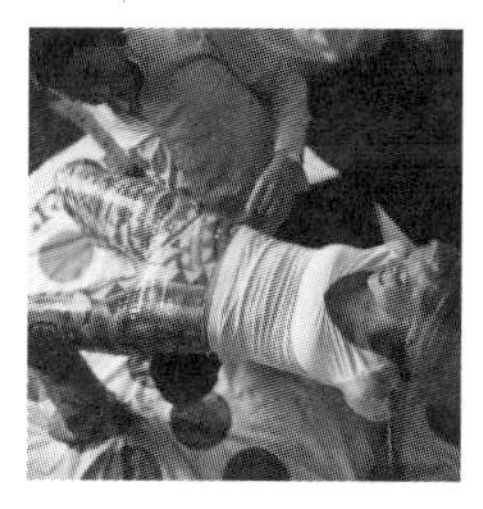

Piensa sobre ello. ¿Cuál es el lugar más extraño en el que has mantenido relaciones sexuales? ¿Cómo fue? ¿Excitante, raro, espantoso? ¿Todo junto? Lo principal es que fue memorable. Ha llegado el momento de crear unos cuantos recuerdos sexy.

Hay algunos lugares muy obvios para que puedas comenzar y unos cuantos se sitúan en la tranquilidad de tu hogar. La ducha es uno de ellos: la mezcla de agua y sexo parece funcionar bastante bien. Los sofás están claramente subestimados: las posibilidades son infinitas y no hay nada como una buena sesión de sexo en el sofá para devolverte a la adolescencia. Nunca he intentado el famoso movimiento de columpiarse desde la lámpara de araña, pero si tienes una, ¿por qué no intentarlo? Eso sí, asegúrate de que esté bien fijada al techo.

Una buena idea...

Aceptad el reto de tener sexo en lugares diferentes: prometeos el uno al otro que tendréis relaciones sexuales en sitios extraños al menos una vez a la semana durante dos meses. Eso hace un total de ocho localizaciones raras. Suficiente para poner a la imaginación a trabajar.

Cambiar el uso habitual de los objetos también proporciona un sexo memorable. Una amiga me habló una vez de una tabla de surf. Como te imaginarás, no estaba flotando en el agua, pero sí estaba en la playa. «Era mucho más cómoda de lo que puedas imaginar», me dijo. «Y ciertamente impresionante. Era sorprendente como resultaba mucho más sencillo hacer el amor sobre ella que hacer surf».

Una amiga mía francesa me contó que casi todo el mundo en Francia pierde la virginidad en un Citroen 2 CV. «Es un pequeño gran coche», me dijo. «Pero tienes que tener cuidado con la barra de metal que cruza el asiento trasero. Está escondida y puede resultar muy incómoda si no sabes que está allí. Otra estupenda idea es hacerlo sobre el capó templado del coche, *¡magnifique!*». Otra amiga me habló de las dos horas maravillosas que pasó retozando en un Volkswagen Golf. «Fue uno de los encuentros más apasionados de mi vida», me dijo. «Aún me temblaban las rodillas semanas después». No debes descartar los coches sólo porque ya seas mayor y más cuidadosa. Hace poco una amiga me contó que su marido y ella conducían a casa después de una fiesta. Estaban en un camino desierto (viven en Escocia) y el deseo se apoderó de ellos. «Detuvimos el coche y tuvimos relaciones en el asiento del conductor. Fue totalmente salvaje, en parte por lo inesperado. Se lo recomiendo a todo el mundo».

Lo del «club de la milla de altura» es un tópico tan habitual que ni siquiera voy a hablar de él, pero sólo para todos aquellos que ya estéis pensando es escribir una queja os diré: sí, es una forma entretenida de pasar un largo y aburrido viaje.

Yo encuentro que los ascensores son lugares muy seductores. Debe tener algo que ver con estar encerrado en un sitio pequeño con alguien. Por supuesto, corres el riesgo de ser descubierto, lo cual aumenta la excitación. Hay algo tremendamente erótico en estar en un ascensor con alguien con quien has deseado tener una aventura durante siglos y en imaginar qué harías con él si ese bobo de contabilidad saliera de una vez y os dejara solos...

Otra idea más...

Encuentra otros sitios sexy en la idea 28, *Elige el lugar*.

Practicar el sexo en lugares públicos es ilegal. Pero si el aire libre es lo que realmente te gusta, ¿por qué no probar en un campo desierto? Una amiga mía practicó el sexo una vez en el mar de la costa de Tailandia. «Había unas cuantas personas a lo lejos, pero pensé que creerían estar viendo a un pez muy interesante», me dijo.

El sexo en lugares diferentes es atractivo en parte porque es inesperado, pero también porque es algo nuevo y excitante. No olvides que para ser increíblemente sexy, necesitas dar este paso. Atrévete a ser diferente.

La frase

«Solía ser Blancanieves... pero cambié de rumbo».
MAE WEST

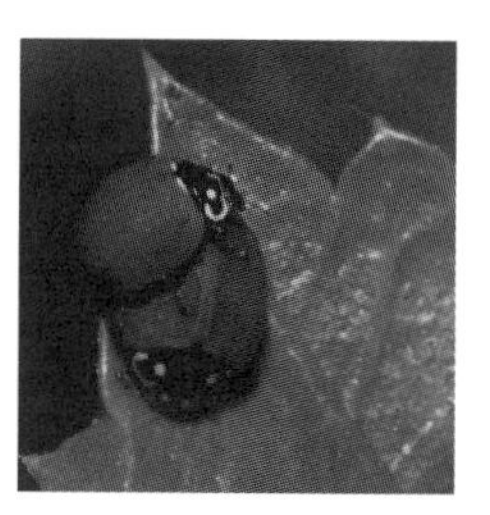

P **No consigo imaginarme practicando el sexo en estos lugares tan raros. ¿Puedes sugerirme una alternativa?**

R *Si no quieres ir allí físicamente, entonces ve mentalmente. El juego de rol es una forma genial de animar las cosas sin salir de casa. Piensa en algunos papeles interesantes para representar como los médicos y las enfermeras, los profesores y los alumnos, el guardia de tráfico y el infractor, la prostituta y su cliente, la aburrida ama de casa y el mensajero sexy. La lista continúa...*

P **¿Seguro que eso de buscar un sitio diferente para practicar el sexo cada semana no es algo artificial?**

R *Es un juego y debe tomarse tal y como es. Tienes que imbuirte del espíritu de las cosas. Si te comportas como una tradicionalista en este tema, probablemente te parezca artificial. Toma contacto con tu lado aventurero.*

51

Las copas

Hay algunas bebidas que evocan imágenes sexy. Hay muchas que no lo hacen. Una copa de champán rosa suena muchísimo más sexy que una caña de cerveza.

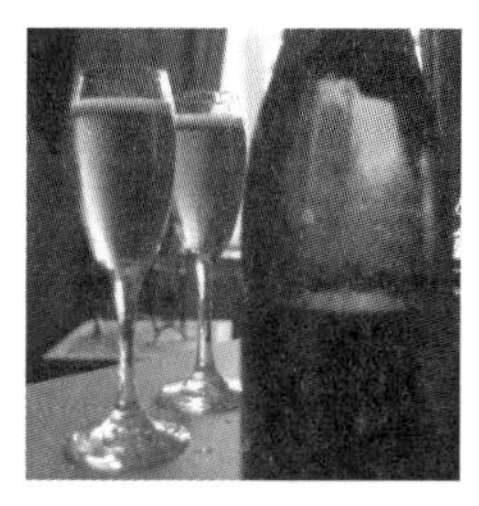

Pedir un «Sex on the beach» sólo te funcionará si eres una maestra de la ironía e, incluso así, tendrás suerte de salir intacta.

El arte de beber de forma seductora es realmente complicado. Creo que los franceses tienen la clave. Ellos sólo llenan una copa de vino o de champán hasta la mitad. En primer lugar, es mucho más elegante que el hábito inglés de llenarlas hasta el borde. En segundo lugar, demasiado alcohol no es bueno para las relaciones sexuales. No me refiero sólo a los problemas que pueda causar a los hombres, sino a que la experiencia completa sufrirá si bebéis demasiado. Como regla general, dependiendo de lo habituada que estés o de tu complexión física, dos copas de vino es la cantidad óptima para una mujer y tres como mucho para el hombre, si queréis brillar entre las sábanas. Es lo suficiente para perder las inhibiciones, pero no demasiado como para perder la noción de lo que estás haciendo o para que tu sensibilidad disminuya.

Una buena idea...

Algunos cócteles logran que te sientas más atractiva y vital. La caipirinha (mezcla de ron, lima y azúcar) es uno de ellos. Otro bebida sexy es el chupito de tequila. Tomas un vaso pequeño y chato, echas tequila hasta el borde, pones un poco de sal en el dorso de tu mano (o en cualquier parte del cuerpo de alguien en el que estés interesado), lo lames, te bebes el chupito y terminas mordiendo una rodaja de limón. Otra variación es llenar un vaso con tequila y limonada y, literalmente, tomar el vaso con la boca y beberlo en la mesa sin agarrarlo con la mano. Todo esto de lamer y tragar suelen ser unos perfectos preliminares.

Hay algo muy seductor en compartir tu bebida con otra persona. El primer sorbo te relaja y hace que la conversación sea fluida. La excusa de estar un poco achispada es estupenda para calibrar a situación en el caso de que no estés segura de que tu objetivo está interesado en ti. Una amiga mía dice que si no está segura de si le gusta a su cita, hace como si tropezara y cae hacia él. Si él la sujeta, sabe que está interesado. Si no lo hace, ella se pide otra copa para ahogar sus penas. Supongo que se puede probar en caso de emergencia.

El alcohol es estupendo para que perdamos nuestras inhibiciones, pero hay que saber parar en el punto justo. No hay nada peor que tener una relación sexual en las escaleras porque no puedes esperar ni un minuto más y después quedar allí tendida. Caer hecha un desastre al final de las escaleras con la falda por las orejas no da muy buena imagen.

Tienes que lograr el coqueteo perfecto y beber al mismo tiempo. Está la clásica mirada por encima del borde de la copa al tiempo que bebes el primer sorbo que funciona de maravilla. Deslizar la punta del dedo por el borde del vaso (un poco artificial desde mi punto de vista, pero magistralmente interpretado por Fane Dunaway en *El caso de Thomas Crown*), puede funcionar si eres mujer, y, por supuesto, mojar el dedo en la copa para después llevárselo a la boca es un clásico ganador. Cualquier cosa que suponga lamer los dedos funciona estupendamente, pero no cometas el error de ofrecer tu dedo a tu compañero para que lo chupe a menos que estés completamente segura de que le va a gustar la idea.

Otra idea más...

Ahora que ya conoces el arte de beber de forma sensual, ve a la idea 21, *Alimenta tus deseos*, para tener nociones sobre la comida seductora.

Por último, nunca te equivocarás si elijes el champán. Toma ejemplo de Richard Gere en *Pretty Woman*. Sirve el champán con fresas para potenciar su sabor, pero asegúrate de que tanto el champán como las fresas sean de buena calidad. Combinan especialmente bien si el champán es rosa, porque es, de lejos, la bebida más sexy del mundo. El truco con el champán es que siempre esté bien frío. No dejes que estas fabulosas burbujas se conviertan en gaseosa tibia. Así que prepara el cubo con hielo antes de tu cita seductora y mete las copas en el frigorífico, aunque ¡es mejor en el congelador si no te olvidas de sacarlas!

La frase

«Comed, bebed y sed felices, porque mañana moriremos».
Proverbio de finales del siglo XIX

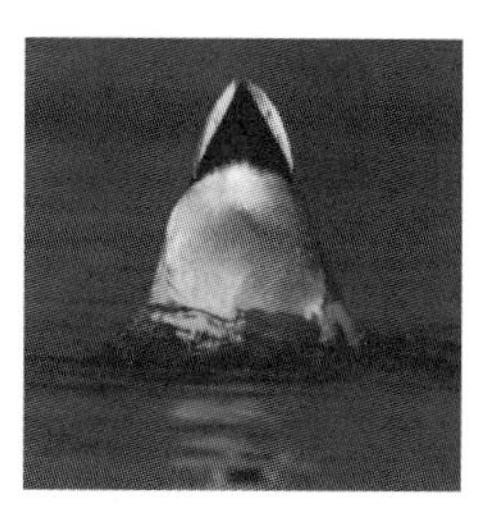

¿Cuál es tu duda?

P **Dios mío. ¡Qué pesadilla! Prometí que no bebería demasiado y que no terminaría en la cama con él y lo hice. Siempre cometo el mismo error, no importa lo buenas que sean mis intenciones. ¿Cómo puedo conseguir mantenerme sobria?**

R *No es fácil. Pero intenta lo siguiente en las cenas y en las fiestas. Cuando llegues, sírvete una bebida suave. Si hay gingerale, elígelo, porque parecerá vino y nadie se fijará en que lo es. Yo averigüé que si empezaba con vino no había forma de volver atrás y que alcanzaba con rapidez ese punto de no retorno cuando me era imposible mantenerme sin una copa en la mano. Si estás en una cena, alterna el vino con el agua. Un vaso de vino seguido por un vaso de agua. En la actualidad, hay incluso vinos de baja gradación en el mercado. He oído que no están demasiado buenos, pero puedes probarlos.*

P **De acuerdo, bebí demasiado. Otra vez. ¿Ahora qué?**

R *Si estás lo suficientemente sobria como para pensar en ello, bebe toda el agua que puedas antes de irte a la cama. Cuando despiertes, toma una pastilla efervescente de vitamina C antes de cualquier otra cosa. Después bebe zumo de naranja natural. Esto debería despertarte. Cepíllate el cuerpo en seco, toma una ducha caliente, exfóliate y antes de salir de la ducha, deja correr el agua tan fría como te sea posible. Permanece bajo el agua hasta que hayas contado los vasos de vino que bebiste anoche. ¡Así aprenderás!*

52

¿Echamos un tenis?

Hay ciertas cosas que una diosa sexual simplemente no debe hacer. Por ejemplo, ver pasar los trenes es justo uno de los *hobbies* que no debes comentar si quieres resultar atractiva.

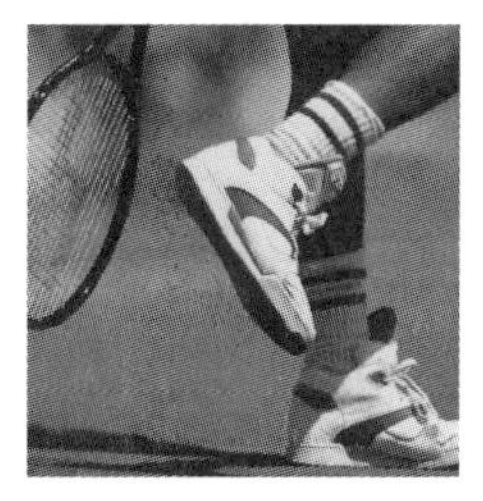

Dice el refrán que eres lo que comes. Pero también eres lo que haces. Así que, en tu búsqueda del estatus de «atractiva», sé cuidadosa con las aficiones que elijas.

Hay algunas aficiones que se perciben como más sexy que otras. Coleccionar sellos no suele resultar muy atractivo, no es precisamente la danza del vientre. Las aficiones deportivas se perciben de forma general como más sexy, pero haya algunas que deberías evitar. La petanca, por ejemplo, que se juega mucho en la región de Francia en la que crecí, la practican sobre todo los hombres mayores, y, en mi opinión, seguramente están subvencionados por el ministerio francés de Turismo que les paga para que permanezcan allí diciendo «merde» y vistiendo boinas. Los bolos, los dardos y el billar pueden también formar parte de la lista de las aficiones nada atractivas. Si piensas un poco, verás que todos ellos son deportes en los que no se requiere tener buena forma física y por eso puede practicarlos casi todo el mundo. La razón por la que los deportistas son sexy es porque están muy en forma.

Una buena idea...

Toma clase de pintura con modelos. No sólo conseguirás ver a hombres posando desnudos, también adquirirás un nuevo talento y conocerás a gente diferente..., y a todos ellos les gustarán los cuerpos desnudos. Hay este tipo de clases en todas partes. Pregunta en tu ayuntamiento o busca en Internet.

El surf es un deporte adecuado para una diosa sexual. Siempre he pensado que sería imposible para mí, pero una vez que asimilas el truco no es tan difícil. «Y sólo el hecho de pasear por la playa con la tabla multiplica por diez tus posibilidades», dicen.

La aficiones no deportivas que son positivas para incrementar su estatus de diosa sexual tienen un matiz ligeramente intelectual: música, literatura, arte. Puedes aprender a tocar un instrumento musical o desarrollar tus conocimientos y tus gustos musicales asistiendo a conciertos, al ballet y a la ópera. Unirse a un club de lectura es una buena opción para llamar la atención. Aunque he de advertirte que la mayoría de los componentes suelen ser mujeres. Yo soy miembro de un club de lectura francés (un club de literatura inglesa) y sólo en una ocasión tuvimos a un hombre entre nosotras. Era moderadamente atractivo y muy culto. Las siete mujeres del grupo comentaban todas y cada una de las palabras que salían de su boca. Al final, creo que se sintió tan abrumado de que todas le estuviéramos siempre observando y diciéndonos entre nosotras que nos calláramos para que él hablara que nunca volvió. Ahora, cada mes cuando decidimos qué libro leer, sale a la luz la posibilidad de si a él le gustaría, si es que vuelve a regalarnos su presencia algún día.

Las mujeres que hacen punto o bordan (una afición muy Jane Austen) deberían hacerlo cuando estén solas y nadie más les observe. Da exactamente la imagen contraria a la de una mujer sexy y vibrante. Podéis probar con el tenis o el pádel:

a los hombres no hay nada que les guste más que una mujer en pantalones cortos o con faldita. Puede comenzar con un entrenamiento personal (una amiga mía lo hizo y se enamoró de su profesor). Era diez años más joven y se enamoró de ella profundamente. Su tenis no mejoró mucho pero ella estaba siempre sonriendo.

Otra idea más...

Comprueba la idea 11, *Mantente en forma*, para encontrar consejos sobre cómo tener un buen y sexy estado físico.

Montar a caballo también se percibe como un deporte sexy, en parte debido al equipamiento que necesitas. Además, no lleva mucho tiempo parecer relativamente profesional, al menos para un ojo no muy experto. En ese aspecto, se parece un poco a montar en bicicleta.

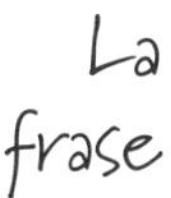

«A nadie le preocupa si bailas bien. Sólo levántate y baila. Los grandes bailarines no lo son a causa de su técnica, son grandes debido a la pasión».
MARTHA GRAHAM, bailarina y coreógrafa americana

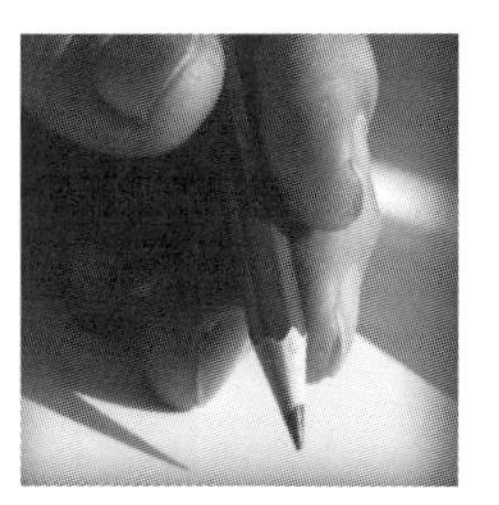

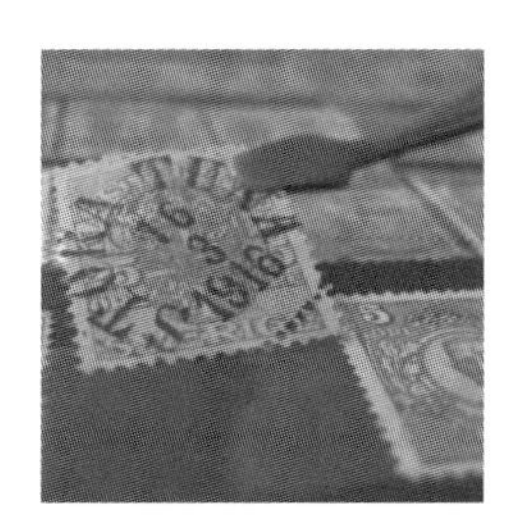

¿Cuál es tu duda?

P Entonces, ¿si alguien no me quiere como soy es mejor que me olvide?

R *Hasta cierto punto, pero lo que estamos discutiendo aquí es la atracción inicial, tu habilidad para lograr que alguien se interese por ti en un primer momento. Obviamente, una vez que os hayáis asentado, será más sencillo soltar la noticia de que te encanta ir a la estación a ver pasar los trenes. Pero en las etapas iniciales, la imagen lo es todo y no querrás echar a perder esa imagen, ¿no?*

P Pienso que las personas que ven pasar los trenes son muy sexy.

R *Y seguramente encontrarás muchos tipos vistiendo anorak que quieran protagonizar tu fantasía. ¡Nunca habrían imaginado que fueran a tener tanta suerte!*

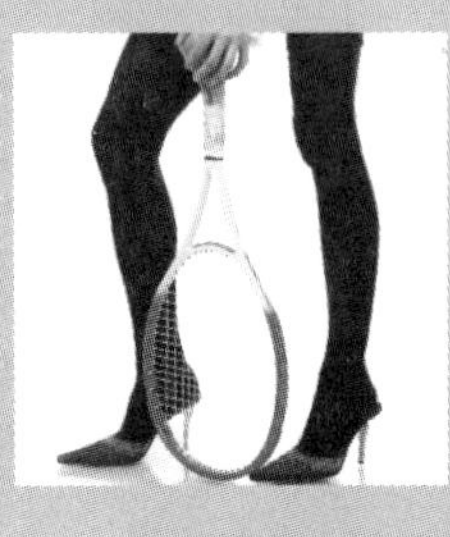

El final

¿O a lo mejor es el principio?

Esperamos que las ideas de este libro te hayan servido de inspiración para probar formas nuevas de incrementar tu sensualidad. Ya sabes cómo vestirte para impresionar, cuáles son los mejores lugares de ocio y cómo poner en práctica las mejores tácticas de coqueteo.

Así que ¿qué te parece si nos lo cuentas? Dinos cómo te ha ido. ¿Qué consejos te sirvieron para mejorar? Quizá tengas algunas recomendaciones de tu propia cosecha que deseas compartir. Y si te ha gustado este libro puede ser que encuentres que tenemos más ideas inteligentes que pueden transformar otras áreas de tu vida a mejor.

Encontrarás al equipo de *Ideas brillantes* esperándote en www.52ideasbrillantes.com. O si lo prefieres, envía un correo electrónico a 52ideasbrillantes@nowtilus.com.

Buena suerte. Y usa la cabeza.

¿Dónde está?